沪上中医名家养生保健指南丛书

总主编 施 杞 执行总主编 金义成 黄琴峰

常见血液病的中医预防和护养

主编 黄振翘 执行主编 周韶红

上海市老教授协会
上海中医药大学老教授协会 编著

U0319412

復旦大學出版社

弘揚名家養生之道

服務人民健康事業

賀《沪上中医名家养生保健指南丛书》出版

陳凱先 二〇一三年 九月

发扬中华文明精髓

发展中国特色养生

贺《沪上中医名家养生保健指南⑤》出版

汤钊猷

二〇一三年
九月

健康来自科学的生活方式

复旦大学上海医学院内科学教授 杨秉辉

2013.9.

常见血液病的中医预防和护养

编 委 会

主　　编　黄振翘

执行主编　周韶虹

编　　委（按姓氏拼音排序）

鲍计章　陈海琳　黄振翘　李　艳

孙伟玲　王　婕　许　毅　曾　庆

周韶虹　朱文伟

Foreword
序　1

　　"人民身体健康是全面建成小康社会的重要内涵，是每一个人成长和实现幸福生活的重要基础。"这是习近平总书记在会见全国体育界先进代表时的讲话，说明健康对个人和社会的重要性。

　　《沪上中医名家养生保健指南丛书》是上海市老教授协会和上海中医药大学老教授协会经过协商、策划而编著的一套系列丛书，本丛书的出版得到了李从恺先生的大力支持。本丛书的总主编施杞教授曾多次获得国家级、上海市科技进步奖，也曾获得"上海市劳动模范"、"上海市教书育人楷模"等荣誉称号，是德高望重的著名中医学家、上海市名中医，在中医临床上积累了丰富的经验；两位执行总主编也都有着深厚的中医学术功底和科普著作编著经验；各分册主编都是具有临床经验几十年的中医资深专家，在无病先防、有病早治和病后调养等方面都有独到而卓有成效的方法。专家们感到，由于优质医疗资源的缺乏，每次门诊人数较多，而无法给病人解答更多的疑问,在防病和自我保健上也无法讲深讲透,因此冀望通过编著科普书籍来缓解这一矛盾。在编写过程中,他们结合现代医学知识对疾病进行分析,更重要的是把中医千百年来的实践和知识穿插其中;既考虑权威性,又考虑大众化;既继承了中医名家的经验,又奉献了自己的临证心得,体现了原创性。他们撰写认真,几易其稿,将本丛书和许多其他的养生书籍区别开来,以期正本清源,更好地为人民健康服务。

"人生百岁不是梦",但要靠自己对身体的养护和医护人员的帮助。由于非医务人员在医学知识和技能上的缺乏,建议生病之后要到正规医疗场所治疗,因此本丛书没有把治疗疾病列为重点篇幅,重点在未病先防和病后调养上。书中重点介绍经络、腧穴、穴位按压、推拿手法、养生功法,也有大量的食疗知识,还有简单的草药使用,可供普通民众自我预防、调养和护理,非常实用。

本丛书将学术、临证经验和科普写作方式准确地揉合在一起,相信在防病和病后调养中给普通民众提供更多的便利,使全民的健康水平得到提升。

王生洪

序 2

近年来,随着民众物质生活水平的大幅提高,养生保健意识亦随之日趋增强。当人们衣食无忧之后,对自身的健康、自身的生命会格外珍视,古今中外,无不如此。可见,对养生保健的重视程度,是一个群体、一个地区,乃至于一个民族富裕程度和文明程度的晴雨表。然而,伴随"养生热"的兴起,充斥市场的养生药物、养生食材、养生书籍、养生讲座、养生会所等也乱象丛生,良莠不齐,令人无所适从,这一现象已引起政府和民众的高度关注。有鉴于此,广大民众热切期盼中医药学各专业领域的著名老专家、老教授发出他们的声音。上海中医药大学老教授协会及上海市老教授协会协同复旦大学出版社,策划、编撰、出版本系列丛书,正是为了顺应这种社会需求和时代潮流。

　　早在中医药学的经典著作《黄帝内经》就告诫从医者:追求健康长寿,是人之常情。医生应该向患者指出疾病的危害性,使患者认真对待疾病;医生应该告诉患者疾病的可愈性,以增强其战胜疾病的信心;医生应该告诉患者如何治疗疾病和病后护养,重视患者在疾病防治过程中的主体作用;医生应该设法解除患者的消极情绪,以减轻患者的心理压力。医生的这种解释和劝慰,即便是不甚明了医理的人,也没有不听从的。时隔两千多年,《黄帝内经》的这段话语,依然是我们医生责无旁贷的天职所在。

本系列丛书的分册主编均为沪上中医药学界资深教授、名老中医。他们凭借丰厚的学术底蕴、丰富的临证经验、丰满的编撰热情,组织相关团队,历经年余,几易其稿,其撰著态度之认真、内容取舍之严谨、遣词用句之精致,绝不亚于学术专著的撰写。

本系列丛书计 11 分册,其内容遍及中医血液科、中医男科,以常见病证为篇名,首先简要介绍"疾病概况",包括临床表现、诊断依据、致病原因、常规治疗及预后转归等中西医知识。针灸养生包括中风、老年病、脊柱病、白领人士、准妈妈,推拿包括小儿推拿、功法、手法及膏方等,以中医基础理论和经络理论为指导,对针灸推拿常见的经络、腧穴、操作方法进行详细的介绍。其次着重介绍"养生指导",包括发病前预防和发病后养护两部分:前者针对常见病证的发病原因,如感受外邪、卫表不固、情志内伤、饮食失调、起居不慎、禀赋亏虚等,提出预防该病证的具体措施与方法;后者针对该病证的主要临床表现、发病过程及预后转归等,提出有针对性的护养措施,如药物养护、情志养护、起居养护、饮食养护、运动养护、按摩护养等内容。

　　本系列丛书的编写原则是通俗易懂,深入浅出;侧重养生,突出实用。力求权威性与大众化结合,做到以中为主,中西并述,图文并茂。

上海中医药大学老教授协会会长

施杞

Preface

前　言

　　近年来,随着社会上家庭装潢热、环境污染、人口老龄化及医疗诊断水平的提高,血液病的发病率呈逐年上升趋势。血液病大多属于疑难和危重病症,有些患者治疗周期长,治疗过程中病情会出现反复,患者常常到处求医。中西医结合治疗能让患者获得较好疗效,使病情趋于稳定并获得治愈。患者在整个疾病过程中,往往会询问医师如何做好有益于疾病康复的调养。我们在诊治患者的时候,也会给予饮食、生活起居等方面的指导。如果对血液病的中医治疗及养护进行系统论述,那么患者能配合医师的治疗,有利于疾病康复。

　　《常见血液病中医预防和护养》一书,选择病种涵盖33种常见血液病,分为红细胞疾病、白细胞疾病、血小板疾病和其他4类。全书编写由上海中医药大学附属岳阳中西医结合医院血液科承担,该科是卫生部重点学科。主要编写人员周韶虹主任医师系"全国优秀中医临床人才",从事血液病临床工作 20 余年;朱文伟副主任医师从事血液病临床工作 10 余年。全体编写人员查阅资料,结合多年临床经验,本着科学的态度,反复修改,认真撰写,历时 10 个月完成,希望对大家认识血液病及预防和养护有所帮助。

黄振翘

Contents
目　录

第一章
红细胞疾病

 第一节 缺铁性贫血

➕【疾病概述】

缺铁性贫血是体内铁的储存不能满足正常红细胞生成的需要而发生的贫血,是铁摄入量不足、吸收量减少、需要量增加、铁利用障碍或丢失过多所致。临床表现有疲乏、烦躁、心悸、气短、头晕、头痛。儿童表现为生长发育迟缓,注意力不集中。部分患者有厌食、胃灼热、胀气、恶心及便秘等胃肠道症状。少数严重患者可出现吞咽困难、口角炎和舌炎。体征上除贫血外貌外,还有皮肤干燥、皱缩;毛发干枯、易脱落;指甲薄平、不光滑、易碎裂,甚至呈匙状甲。

缺铁性贫血的原因有慢性失血(痔疮、月经过多、消化道失血、钩虫病等)、机体对铁需求量增加(妊娠、哺乳、儿童生长)、食物中铁吸收障碍(慢性胃肠炎、消化性溃疡、胃肠手术等)。由于女性青春期功能性出血,或妇女子宫肌瘤导致月经过多,形成本病;胃肠手术后,饮食减少或胃肠疾病,导致吸收铁的能力减弱,日久形成本病。

缺铁性贫血属中医"血虚""虚劳""黄胖病"等范畴。中医学认为本病或由于先天禀赋不足,饮食不节,长期失血,劳倦过度,妊娠失养,病久虚损等引起脾胃虚弱,气少血衰所致。脾虚是本病的关键,故健脾益气生血是主要治法。根据临床表现,辨证一般可分为脾胃虚弱、心脾两虚、肝肾亏虚、脾肾阳虚、钩虫寄留等。

✚【养生指导】

一、发病前预防

1. 积极治疗引起慢性失血的原发疾病 对痔疮、月经过多、消化性溃疡、食管裂孔疝、消化道憩室和息肉、严重肝病的食管或胃底静脉曲张及消化道肿瘤、钩虫病等要及时行相关专科治疗,并采取一些防治出血的措施,以截断失血即铁的丢失。

2. 积极治疗消化系统疾病(慢性胃肠炎、消化性溃疡、胃肠手术等) 促进消化吸收功能,以利铁的吸收。发挥中医在调理脾胃中的优势,健脾和胃,畅通气机。

3. 加强饮食调理,合理调配饮食结构 增加含铁量丰富的食物,改变偏食及不良饮食习惯。富含铁的食物营养补充对生理性铁需要量增加的高危人群(婴幼儿、青少年、月经期妇女、孕妇和哺乳期妇女)非常必要。提倡母乳喂养,及时添加含铁量及铁吸收率高的辅食。对较大儿童应纠正偏食,积极防治月经病,忌饮浓茶,提倡使用铁锅烹饪食品。

4. 寄生虫防治工作 在钩虫流行区应进行大规模的寄生虫防治工作。

5. 药物预防

(1)脾胃虚弱,胃口不佳:可选用香砂六君子丸,每次8丸,每日3次,温开水送服。

(2)月经过多,腰酸乏力:可选用二至丸,每次8丸,每日3次,温开水送服。

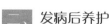 **发病后养护**

1. 药物调治 原发病治疗与补充铁剂是纠正缺铁性贫血的有效措施,健脾益气、补肾生血、行气燥湿等中药具有改善机体胃肠功能,促进铁吸收和再利用之功效,从而纠正机体铁缺乏状态,是中医治疗缺铁性贫血行之有效的理想药物。

（1）脾胃虚弱

症状:面色萎黄,四肢乏力,食欲不振,食后腹胀,大便稀溏,恶心呕吐,呃逆反胃,脘腹胀满,皮肤干燥,舌淡脉弱者。

治宜:健脾和胃,益气生血。

方药:党参 10 克,黄芪 10 克,炒白术 10 克,茯苓 15 克,当归 10 克,木香 6 克,砂仁 3 克,甘草 6 克。每日 1 剂,水煎服。

（2）心脾两虚

症状:面色苍白,倦怠乏力,头晕目眩,少气懒言,心悸失眠,纳差,毛发干枯,爪甲脆裂,舌淡胖,脉濡细者。

治宜:养心安神,健脾生血。

方药:党参 15 克,黄芪 15 克,白术 10 克,当归 10 克,熟地黄 15 克,陈皮 6 克,酸枣仁 15 克,大枣 5 枚,炙甘草 3 克,神曲 15 克,鸡内金 12 克。每日 1 剂,水煎服。

（3）肝肾阴虚

症状:头晕耳鸣,两目干涩,面部烘热,胁肋灼痛,腰膝酸软,五心烦热,潮热盗汗,口干咽燥,或见手足蠕动,舌红少津,脉弦细数者。

治宜:养阴清热,滋补肝肾。

方药:熟地黄 15 克,当归 15 克,麦门冬 15 克,酸枣仁 15 克,木瓜 10 克,白芍 15 克,川芎 10 克,女贞子 15 克,旱莲草 15 克,枸杞子 10 克,山茱萸 10 克,炙甘草 3 克。每日 1 剂,水煎服。

（4）脾肾阳虚

症状：面色苍白，面目虚浮，食欲不振，食后腹胀，腰膝酸软，阳痿不举，夜尿频多，畏寒肢冷，足跟疼痛，舌淡胖，脉沉弱者。

治宜：健脾补肾，温阳益气。

方药：人参 10 克，炒白术 10 克，茯苓 15 克，当归 10 克，熟地 15 克，山药 10 克，菟丝子 20 克，仙灵脾 15 克，肉桂 3 克，炙甘草 3 克。每日 1 剂，水煎服。

（5）钩虫寄留

症状：面色萎黄或少华，腹胀，善食易饥，恶心呕吐，或有便溏，嗜食生米、泥土、茶叶等，舌淡苔白，脉虚弱者。

治宜：化湿杀虫，补益气血。

方药：榧子 10 克，槟榔 10 克，苦楝根皮 15 克，红藤 15 克，百部 10 克，大蒜适量（取汁），熟地黄 15 克，当归 10 克，白芍 10 克，川芎 10 克，党参 10 克，白术 10 克，茯苓 15 克，炙甘草 5 克。每日 1 剂，水煎服。

（6）中成药

养血饮：每次 15 毫升，每日 3 次，适用于脾胃虚弱，气血两虚型。

小温中丸：每次 1.5～3 克，每日 3 次，适用于脾胃湿热，食少纳呆者。

伐木丸：每次 1.5 克，每日 3 次，适用于钩虫寄留型。

降矾丸：每次 1.5～3 克，每日 3 次，适用于黄病腹胀，腿足水肿，食积痞块者。

益气生血片：成人每次 3～6 片，儿童每次 2～3 片，每日 3 次。连续服用 4 周。具有健脾温中之功效，适用于脾胃虚弱，气血两虚证候。

2. 饮食调养　配餐时在每日充足能量的基础上精心选择富含铁的食物，如肝、肾、瘦肉、鱼禽、动物血、蛋奶、坚果、干果（葡萄干、杏干、干枣）、香菇、木耳、蘑菇、海带、豆制品、绿叶及蔬菜等。同时要避免食用干扰降低铁吸收率的含草酸、植酸、鞣酸高的食物,如菠菜、苋菜、空心菜等。注意配备含维生素 C 高的蔬菜如西红柿、柿椒、苦瓜、油菜、小白菜等。烹调用具宜用铁制的锅。在食用补铁饮食时不要饮茶,以免影响铁的吸收。合理安排餐次和内容,食欲差、胃纳少者可少量多餐进食。

(1) 花生红枣汤:连衣花生 200 克,红枣 30～50 克,同放锅中加水适量煮至花生烂熟即可。吃红枣、花生,喝汤。能温补脾肾,用于脾肾阳虚型患者。

(2) 木耳红枣汤:黑木耳 30 克,大枣 20 枚。木耳、红枣泡发洗净,共放锅中加清水适量煮汤,汤成后加入少许红糖调味。每日 1 剂,吃枣喝汤。补肾养血。

(3) 大枣阿胶粥:阿胶 15 克,糯米 100 克,大枣 10 枚。将阿胶捣碎;大枣去核与糯米煮粥,粥成时入阿胶稍煮,搅令烊化即成。每日早晚餐温服。养血止血。

(4) 猪肝菜粥:猪肝、粳米各 100 克,油菜 150 克。将猪肝切片,油菜洗净切段,粳米加水熬成薄粥,然后放入猪肝和油菜,加少许葱花、姜片及盐调味,至猪肝熟即可。可作早晚餐服食或点心。补肝养血。

(5) 猪血油菜粥:猪血 100 克,鲜油菜适量,粳米 100 克。将猪血切成小块放沸水中稍煮,捞出;油菜放入沸水中,略烫一下,捞出后切细;粳米加水煮粥,待粥成时放入猪血、油菜,调味即可。作早晚餐服食,可常食。养血补血。

(6) 鸡蛋猪腰粥:鸡蛋 1 个,猪腰 1 只,糯米 60 克。猪腰去筋膜切片,鸡蛋打碎加入调料拌匀,糯米煮粥,将成时加入鸡蛋、猪腰稍煮即可。可作早晚餐或点心服食。补肾健脾。

3. 起居调养 对待疾病要有一个正确认识,要保持乐观情绪,增强治愈疾病的信心。日常起居要有规律,适当活动勿劳累。保持室内空气新鲜,公共场合、人群密集的地方要少去。使用生铁锅烹调,改变不良饮食习惯,不偏食不挑食,戒烟酒、浓茶。婴幼儿及孕妇科学喂养。在寄生虫流行地区进行大规模的寄生虫防治工作。

4. 针灸疗法

（1）针刺：取百会、风池、膈俞、足三里、三阴交、关元、气海等穴位，针宜补法，每次2～3穴，交替进行，能扶助正气、促进气血阴阳恢复。

（2）艾灸：取大椎、心俞、膏肓、关元、足三里，配肝俞、脾俞、胃俞、肾俞、三阴交、曲池、血海，每日1次，每穴灸5～15壮。

【小贴士】

缺铁性贫血病情往往容易反复，主要是经过治疗后贫血得到纠正，患者就停药，此时体内储备铁尚缺乏，还需要巩固治疗一段时间。故患者应在医师指导下，方可停止治疗，并定期到医院检查随访。

第二节　铁粒幼细胞性贫血

【疾病概述】

铁粒幼细胞性贫血是一组铁利用障碍性疾病。特征为骨髓中出现大量环状铁粒幼红细胞，红细胞无效生成，组织铁储量过多和外周血呈小细胞低色素性贫血。

本病分为获得性和遗传性，还有维生素B_6反应性贫血。获得性又分为原发性和继发性。铁利用不良、血红蛋白合成障碍和红细胞无效生成是本病发病的主要环节。与血红蛋白合成有关的各种酶和辅酶的缺乏、活性减低和活性受阻是本病的发病机制。本病发病缓慢，贫血为主要症状与体征。此外，由于铁负荷过多，部分患者可有肝、脾大。少数患者可在晚期出现色素沉着、糖尿病等表现。部分病例有出血表现如紫癜、鼻衄、齿龈出血、血尿、胃肠出血等。根据临床表现,归属于中医学"虚劳""虚损""积聚"等范畴。

原发性铁粒幼细胞性贫血在患病后或工作环境中未能找到引起这种贫血的原因,继发性铁粒幼细胞性贫血,一些药物如异烟肼、丝霉素、吡嗪酰胺、铅、氯霉素、乙醇,以及抗癌药如氮芥、硫唑嘌呤等均可引起铁代谢紊乱,致红细胞利用铁障碍;某些疾病可导致铁代谢异常,如骨髓增生异常综合征、白血病、淋巴瘤和其他系统的癌症、类风湿关节炎、卟啉病、恶性贫血、吸收不良综合征、溶血性贫血、黏液性水肿等,这些疾病可引起铁代谢异常,并发铁粒幼细胞性贫血。

✚【养生指导】

一、发病前预防

(1) 增强体质,合理饮食,劳逸结合,调畅情志。

(2) 避免或减少相关药物的应用,以减少铁粒幼细胞性贫血的发生。

(3) 药物预防

1) 腰膝酸软,眼目干涩:可服用杞菊地黄丸(浓缩丸每次8粒,每日3次,温开水送服)。滋补肝肾,增强体质。

2) 气血两虚,失眠多梦:可选用归脾丸(浓缩丸每次8粒,每日3次,温开水送服)。补益气血,养心安神。

二、发病后养护

治疗铁粒幼细胞贫血关键是除去病因,禁用铁剂,故早期诊断,不误诊为缺铁性贫血尤为重要。

1. 药物调治 早期轻型病例以口服维生素 B_6、司坦唑醇、叶酸为主,适当使用肾上腺皮质激素。可使用除铁制剂,减少体内过多铁的堆积。中期贫血症状严重者,可注射维生素 B_6 及雄激素,加用除铁剂情况下适当输注浓缩红细胞。积极治疗原发病。

中医治疗铁粒幼细胞性贫血,根据患者以贫血为主,兼有肝、脾不同程度肿大等临床表现,分别辨为气血两虚、气阴两虚、脾肾阳虚、肝肾阴虚等。治疗采用补气养血、益气养阴、温肾健脾、滋阴补肾等。

(1) 气血两虚型

症状:面色苍白,唇甲色淡,头晕耳鸣,倦怠乏力,纳呆食少,心悸气短,多梦易惊,舌淡苔白,脉细弱者。

治宜:补气养血。

方药:黄芪10克,党参10克,当归10克,白术10克,生地黄10克,茯苓10克,阿胶(烊)10克,何首乌10克,酸枣仁10克,白花蛇舌草10克,鸡血藤10克,炙甘草5克。每日1剂,水煎服。

(2) 气阴两虚型

症状:面色萎黄,头晕目眩,倦怠乏力,自汗盗汗,午后潮热或五心烦热,口干不欲饮,舌质淡红,苔薄白或薄黄,脉沉细或沉细数者。

治宜:益气养阴。

方药:黄芪10克,党参10克,太子参10克,生地黄10克,熟地黄10克,白术10克,茯苓10克,黄精10克,麦门冬10克,女贞子15克,旱莲草15克,炒牡丹皮12克,五味子5克。每日1剂,水煎服。

(3) 脾肾阳虚型

症状:面色苍白,形寒肢冷,腰膝酸软,头晕乏力,小便清长,大便溏薄,男子遗精、阳痿,女子月经量减少或不调,舌淡胖,边有齿痕,苔薄白,脉沉细者。

治宜:温肾健脾。

方药:熟附子10克,肉桂3克,山药15克,山茱萸10克,熟地黄 12 克,枸杞子 10 克,杜仲 12 克,菟丝子 12 克,鹿角胶(烊)10 克,炒牡丹皮 10 克,白花蛇舌草 15 克。每日 1 剂,水煎服。

(4) 肝肾阴虚型

症状:面色无华,唇甲色淡,头晕乏力,心悸气短,五心烦热,低热盗汗,腰酸膝软,少寐多梦,腹有癥块,舌质偏红,苔薄黄或少苔,脉细数者。

治宜:滋阴补肾。

方药:熟地黄 10 克,山茱萸 10 克,山药 10 克,枸杞子 10 克,黄精 10 克,女贞子 10 克,桑葚子 10 克,淮牛膝 10 克,炒牡丹皮 15 克,龟甲 10 克,鳖甲 10 克,阿胶(烊)10 克,白花蛇舌草 15 克。每日 1 剂,水煎服。

(5) 中成药

杞菊地黄丸:每次 8 丸,每日 3 次。养肝补肾,适用于肝肾两虚者。

金匮肾气丸:每次 8 丸,每日 3 次。温补肾阳,适用于脾肾两虚者。

2. 饮食调养 铁粒幼细胞性贫血患者特别要注意补充含维生素的食物,不仅改善贫血,对预防出血也十分有益。如维生素 B_6、维生素 K、维生素 B_1 和维生素 C 等。蔬菜、水果中的维生素含量较高,且水果所含的维生素大多是水溶性的,易被人体吸收。相反,减少含铁丰富的食物摄入,如肝、心、肾、血、瘦肉、黑木耳、菠菜等。

3. 针灸 脾胃虚弱者,取脾俞、胃脘、中脘、关元、足三里、百会。针用补法,或用灸法。肝肾阴虚者,取肝俞、肾俞、大溪、太溪、太冲。针用补法。

第三节　巨幼细胞性贫血

【疾病概述】

巨幼细胞性贫血是由于叶酸和（或）维生素 B_{12} 缺乏，细胞 DNA 合成障碍引起骨髓和外周血细胞异常的贫血。叶酸和维生素 B_{12} 参与细胞核 DNA 的合成，缺乏时造成细胞发育障碍，是一种全身性疾病。巨幼细胞性贫血临床表现以头晕、乏力、活动后心悸气促等为主的贫血症状，以及食欲不振、腹胀、腹泻或便秘等消化道症状。维生素 B_{12} 缺乏时，除了上述表现外还可能出现如四肢远端麻木、记忆障碍等神经系统症状。部分患者可出现舌炎、轻度黄疸、体重降低和低热等症状。

中医按照本病的证候及演变的特点，有面色苍白，神疲乏力，头晕眼花，气短，食欲不振，属于"虚劳血虚"范畴。中医学认为饮食不济，或生活困苦，食入不足，或如孕妇或婴儿所需营养量大而相对缺乏，气血生化乏源以致血虚；或饮食失宜，偏食，食物单一，营精缺乏，"谷虚气虚"；或高龄脏气功能减弱，久病劳倦，所致脾胃虚弱，运化失司，受纳无权，气血生化无源而致血虚。由于气血亏虚，五脏六腑失于濡养，正气不足，不能御邪固表，而引起多种病证，属于"虚劳血虚"范畴。

巨幼细胞性贫血病位在脾，多与心、肾二脏相关。脾为后天之本，气血生化之源，脾胃虚弱不能运化水谷精微，无以化生气血；精微不足不能奉心化赤为血，心血亏虚，而致心失所养。肾为先天之本，肾中精气亦赖于水谷精微的培育与充养。脾虚则脾肾二脏不能互为资助，病久则常见脾肾俱损。

【养生指导】

巨幼细胞性贫血主要病因为生理或病理因素导致叶酸、维生素 B$_{12}$ 摄入不足或相对缺乏。中医学认为本病多因饮食失调、体质不强所致。巨幼细胞贫血的养生指导原则：补充营养，纠正偏食及不良的饮食习惯，饮食均衡，参加体育锻炼，增强体质，注意其他基础疾病的养护，畅情志，避免过度忧思，注意休息及避免外感。

一、发病前预防

1. 因人制宜，注意营养补充　部分特殊生理人群，如婴幼儿、妊娠及哺乳妇女、发育期青少年对营养需求量大，应注意提前补充；老年人、甲状腺功能亢进、萎缩性胃炎、胃切除术后、慢性胰腺炎症、血液透析、酗酒肝硬化、恶性肿瘤、皮肤病及长期服用甲氨蝶呤、氨苯蝶啶、乙胺嘧啶、柳氮磺胺吡啶等药物者由于叶酸、维生素 B$_{12}$ 吸收障碍或丢失，易导致体内缺乏，应提前注意营养及时补充。

2. 合理饮食，均衡膳食营养，科学烹饪　均衡膳食营养及科学烹饪。叶酸广泛存在于植物中，绿叶蔬菜中的含量尤为丰富，可达 1 毫克/100 克干重，柠檬、香蕉、瓜类、动物内脏、酵母和香菇中亦含大量叶酸。但叶酸属水溶性 B 族维生素，容易被光和热分解。食物中缺少新鲜蔬菜、过度烹煮或腌制均可使叶酸丢失。应注意多食新鲜瓜果、蔬菜，及注意烹饪方式，勿长期食用煮烧太过或者腌制食品。维生素 B$_{12}$ 在肝、肾、肉类、蛋类、牛奶及海洋生物中含量丰富，注意该类食物的积极补充。

3. 保持良好生活习惯，劳逸结合，注意参加体育锻炼　饮食偏食，刻意节食，素食者，或酗酒过度，饥饱无常，或劳伤太过，皆能损伤脾胃，以致运化功能失常，气血不足。体质薄弱者亦容易发生本病，应参加体育锻炼，避免外感，减少疾病发生。

4. 药物预防

（1）脾虚夹湿：可用参苓白术散，每次 4～6 克，每日 2～3 次，温开水冲服。

(2) 脾胃虚弱,中气下陷血虚:可用补气升提片(人参、党参、黄芪、白术、升麻、阿胶、甘草),每次 5 片,每日 3 次,温开水送服。

二、发病后养护

可分为轻型和重型两部分。轻型通常指疾病初期,乏力,纳差,腹胀,腹泻,伴舌痛、舌红、舌光甚呈镜面舌,应积极改变饮食习惯,补充营养,病能快愈。若出现气促、心悸、头晕,下肢肿胀甚至伴有四肢不仁,站立不能或呈痿证之象,则属重症。应该积极寻找原因,如是否存在饮食偏食或营养摄入不良,若有则积极改变饮食状况,补充营养;是否存在其他基础疾病如消化道疾病、恶性肿瘤、皮肤病、内分泌疾病、消化道疾病手术后,注意基础疾病治疗,防止进一步影响营养摄入或丢失;是否为婴幼儿、妊娠及哺乳妇女、发育期青少年等特殊生理期人群,加强营养摄入;是否长期服用影响叶酸、维生素 B_{12} 体内代谢药物或者酗酒,应终止诱发因素,加强营养补充。

1. 药物调治 治疗用药原则,根据"虚则补之"的理论,当以补益为基本原则。

(1) 西医治疗:叶酸缺乏者一般使用叶酸口服制剂,叶酸 5～10 毫克,每日 3 次;吸收障碍者改用注射制剂四氢叶酸钙,3～6 毫克肌内注射,每日 1 次,直至血象完全恢复。如伴有维生素 B_{12} 缺乏,应合用维生素 B_{12}。维生素 B_{12} 100 微克肌内注射,每日 1 次,直至完全恢复。全胃切除或恶性贫血患者因维生素 B_{12} 吸收障碍不可逆,需维持终身治疗。维生素 B_{12} 100 微克肌内注射,每月 1 次。

(2) 中医治疗:中医治疗巨幼细胞性贫血,审因求治,首辨其病机,分其类别,本病主要表现为气血亏虚之证;其次辨病情轻重。若由于偏食或绝对或相对饮食不足所致,乏力,纳差,腹胀,腹泻,伴舌痛、舌红、舌光甚呈镜面舌。通过改变饮食习惯,补充营养,疾病能痊愈。若出现气促心悸,头晕,下肢肿胀甚至伴有四肢不仁,站立不能或呈痿证之象,则属重症。根据其乏力及其他兼证表现,分别辨为脾气虚、心脾两虚、气血两虚、脾肾两虚型。治疗根据"虚则补之"的理论,当以补益为基本原则。根据病理属性不同,采用益气养血,滋阴温阳,同时结合五脏病位给予不同用药,加强针对性。

1) 脾气虚证

症状:饮食减少,食后胃脘不舒,倦怠乏力,大便溏薄等。

治宜:健脾益气调治。

方药:党参20克,黄芪20克,白术12克,甘草9克,茯苓15克,炒扁豆15克,淮山药15克,陈皮6克,半夏9克,神曲6克,麦芽15克,山楂6克,鸡内金15克。每日1剂,煎服。

2) 心脾两虚证

症状:面色发黄,身倦乏力,食少纳呆,腹胀便溏,口干舌痛,心悸怔忡,少寐多梦,舌红干、少苔或无苔等。

治宜:健脾益气,补血养心调治。

方药:党参20克,黄芪20克,白术15克,当归15克,龙眼肉15克,熟地15克,白芍15克,五味子12克,甘草6克,茯神15克,酸枣仁15克,大枣1枚。每日1剂,煎服。

3) 气血两虚证

症状:面色苍白或晦暗,毛发稀少,肌肤甲错,乏力倦怠,头晕眼花,言语声低,腹胀不适。

治宜:补益气血调治。

方药:黄芪30克,党参20克,白术15克,茯苓15克,当归15克,川芎9克,白芍12克,熟地15克,炙甘草6克,佛手6克,肉桂3克,生姜3片,大枣1枚。每日1剂,煎服。

4) 脾肾两虚证

症状:头晕耳鸣,心悸气促,畏寒肢冷,腰膝酸软,腹胀便溏,或下肢麻木不仁,行走无力。

治宜:健脾补肾,益气养血调治。

方药:黄芪 30 克,党参 20 克,白术 15 克,茯苓 15 克,当归 15 克,川芎 9 克,白芍 12 克,熟地 15 克,麦冬 15 克,半夏 9 克,肉桂 3 克,肉苁蓉 15 克,桂枝 5 克,鸡血藤 15 克,阿胶 9 克(烊),炙甘草 6 克。每日 1 剂,煎服。

5) 中成药:养血饮口服液:每次 10 毫升,每日 2 次,温开水送服。

心脾两虚者,可用归脾丸:每次 6～9 克,每日 2～3 次。

气血亏虚者,可用八珍丸:水蜜丸每次 6 克,大蜜丸每次 9 克,冲剂每次 1 袋(8 克),每日 2 次。

2. 饮食调养 平时合理饮食,注意营养,适当补充新鲜蔬果及蛋白质,但不能过食久煮及腌制的食品,应忌烟酒、辛辣之物,忌高粱肥甘生湿之品。可选用以下膳食方药。

(1) 黄芪 60 克,乌鸡 1 只,加水适量,置武火上烧沸,再用文火煨炖至熟烂即可。适用于脾虚气血亏虚者。

(2) 黄芪 15 克,当归 10 克,山药 10 克,猪腰 500 克,加水适量,清炖至猪腰熟透,捞出猪腰,冷却后切成薄片,放在盘子里,拌入酱油、醋、姜丝、蒜末、香油适量即可。适用于脾肾两虚患者。

(3) 当归 90 克,生姜 25 克,羊肉 500 克,加水适量,置武火上烧沸,再用文火煨炖至熟烂即可,食肉汤饮用。适用于血虚、脘腹冷痛者,亦适用于产后血虚宫冷者。

(4) 阿胶 30 克,血糯米 60 克,红糖少许。糯米煮粥,待粥熟时,放入捣碎的阿胶,边煮边搅匀,稍煮二三沸即可,早晨空腹食用。有养血补虚功效,血虚孕妇适用。

(5) 龙眼肉 250 克,大枣 250 克,蜂蜜 250 克,姜汁适量。龙眼肉、大枣加水适量,置武火上烧沸,改用文火煮至七成熟时,加入姜汁和蜂蜜,搅匀,煮熟。起锅待冷,装入瓶内,封口即成。每日服 3 次,每次吃龙眼肉、大枣各 6～8 粒。可用于脾虚血亏所致食欲不振,面色萎黄,心悸怔忡等症。

(6) 白术 60 克,干姜 60 克,鸡内金 60 克,熟大枣 500 克。白术、鸡内金各研细末,焙干,再将干姜轧细末,和大枣同捣如泥,做成小薄饼(饼干大小),木炭火上炙香。每日空腹时,如点心细嚼食之,三五块即可。主治老人少儿体弱,脾胃虚寒,饮食欠佳,时有溏泻,日久营养不良性贫血者。

3. 起居调养　注意饮食规律,勿饮食偏嗜,勿饮酒,保持室内卫生,避风寒,节劳作。多食用供给富含叶酸和维生素 B_{12} 的食物。富含 B_{12} 的食物有香菇、大豆、鸡蛋、牛奶、动物肾脏及各种发酵的豆制品等;叶酸丰富的食物有绿叶蔬菜、柑橘、西红柿、菜花、西瓜、菌类、酵母、牛肉、肝脏和肾脏。维生素 C 能促进叶酸吸收,如橘汁含有丰富的维生素 C 和叶酸,一杯橙汁约含叶酸 50 微克。少食腌制食品,多食瓜果蔬菜及肉类。避免使用铜制炊具,因为用铜制炊具烹调食物时可使叶酸破坏加速。节房事,勿房劳过度,应少生少育,以免耗损肾精。

保持乐观情绪,避免精神紧张、激动及悲观失望,对疾病的康复是非常重要的。

4. 其他疗法　小儿厌食所致巨幼细胞性贫血,可选用脾、胃、神门、脑、下脚端、小肠等耳穴,选用王不留行做压丸健脾和胃。

气血亏虚者,可取中脘、下脘、天枢、气海、血海、足三里、三阴交、太溪等穴位,健脾和胃,养心安神,养血行气等功效。

【小贴士】

1. 成人叶酸每日的需要量为 200～400 微克,婴儿为 50 微克,儿童为 100～200 微克,哺乳者及孕妇为 600～800 微克。根据不同的生理状况,注意及时均衡膳食,补充营养。

2. 全胃切除的患者所有分泌内因子的细胞丢失,而内因子缺乏会导致食物中维生素 B_{12} 的吸收和胆汁中维生素 B_{12} 的重吸收障碍。若不加干预,平均在术后 5 年(2～10 年)会发生维生

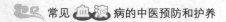

素 B₁₂ 缺乏的巨幼细胞性贫血。故提前注意补充维生素 B₁₂ 或在饮食中加强维生素 B₁₂ 的摄入是十分必要的。

第四节　再生障碍性贫血

➕【疾病概述】

再生障碍性贫血是指由化学、物理、生物因素或不明原因引起的骨髓造血功能衰竭，以骨髓造血细胞增生减低和外周血全血细胞减少为特征，临床以贫血、出血和感染为主要表现。临床根据发病缓急、轻重及骨髓受损程度等情况，可分为急性再生障碍性贫血和慢性再生障碍性贫血。急性再生障碍性贫血发病急，病情进展迅速，临床上主要以积极控制感染，止血，输注红细胞、血小板加强支持治疗为主，同时可予免疫抑制治疗，包括抗淋巴细胞球蛋白/抗胸腺细胞球蛋白、环孢素、大剂量甲泼尼龙、大剂量丙种球蛋白。慢性再生障碍性贫血起病和进展大多缓慢，病程漫长，部分患者病程长达 10 年以上，贫血、感染、出血均较轻，多采用中西医结合治疗。本章的养护内容主要针对慢性再生障碍性贫血。

再生障碍性贫血的病因分为先天性和后天获得性，绝大多数患者是获得性的。引起再生障碍性贫血的原因也是多样的，包括物理、化学和生物等因素。近年的观点主要趋向于两方面，其一再生障碍性贫血是一种罕见的异质性疾病，超过半数的患者无明显病因可查，为特发性再生障碍性贫血；再则遗传因素在再生障碍性贫血发病中的作用日受重视。据报道 70%～80% 的再生障碍性贫血病例为原发性，药物和感染是部分再生障碍性贫血骨髓衰竭的促发因素；另 15%～20% 的病例为先天遗传性，呈家族性。目前研究发现再生障碍性贫血有两个发病年龄高峰，即 15～25 岁和 60 岁以上，性别和种族对再生障碍性贫血的发生无明显差异。

慢性再生障碍性贫血属于中医学"虚劳""血证""血虚""虚损"范畴。因其病位在骨髓,骨髓受损,髓不生血,提出以"髓劳"作为可以反映再生障碍性贫血病位、病因病机与主症的中医病名。本病起病缓慢,因先天禀赋不足,烦劳过度,饮食不节,外感六淫,药物或化学毒物损伤,导致脾肾受损,致使肾不藏精,脾失运化,精血不能化生,发为本病。病程中常见虚实夹杂,治疗区分虚实,急则治其标,缓则治其本。在补肾益气养血的同时,兼顾脏腑、阴阳、气血、虚实的调治。

✚【养生指导】

再生障碍性贫血的养生指导原则:避免接触可能影响造血功能的药物;加强日常锻炼,增加机体自身免疫;调畅情志,起居有常;注意饮食多样,营养均衡全面。家族中有再生障碍性贫血患者,尤其需要注意预防。

一、发病前预防

1. **避免接触可能影响造血功能的药物**　可引起再生障碍性贫血的常见药物有抗惊厥药、抗生素、抗糖尿病药、利尿剂、磺脲类药、抗代谢药、抗肿瘤药及抗甲状腺药等。针对上述药物,有些因病情需要,应在专业医师指导下用药。若期间发生血象改变,应及时就诊明确病因。

2. **加强日常锻炼,增加机体自身免疫**　定期进行体育锻炼,年老者可参与强度较小的诸如气功、太极拳等运动;年轻气盛者可根据自身条件适当加大运动量,达到调整机体,经脉气血通利,增强机体防病和抗病能力。

3. **调畅情志,起居有常**　注意自身调养,生活规律,不易过度烦劳,节制房事;保持心情舒畅,调达情志,精神愉悦,暴怒伤肝,忧思伤脾,惊恐伤肾,情绪不稳定可以影响肝、脾、肾等脏器,

沪上中医名家养生保健指南丛书

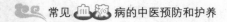

使脏腑功能失调,日久成疾。

4. 注意饮食多样,营养均衡全面　注意饮食规律、节制,食物多样化,食谱广,不偏食,多食富有营养及易于消化之食物,严禁暴饮暴食。忌食辛辣、生冷不易消化的食物,平时可配合滋补食疗以补养身体。

5. 药物预防

(1) 大红枣:红枣 20 枚,鸡蛋 1 个,红糖 30 克,水炖服,每日 1 次。补中益气,养血安神。

(2) 枸杞子:每次取 10～15 克冲泡代茶饮。《本草经疏》有云:"枸杞子,为肝肾真阴不足,劳乏内热补益之要药,老人阴虚者十之七八,故服食家为益精明目之上品。"具有补血养肝、益精明目、壮筋骨,久服能益寿延年等功用。

(3) 桑葚子:桑葚子能滋肝肾,充血液,健步履。故肾虚之人,尤其是肾阴不足者,食之最宜,称为"民间圣果"。其富含活性蛋白、维生素、氨基酸、胡萝卜素、矿物素等成分,具有滋阴补血、生津、润肠之功。可用于久病体虚,肝肾阴亏,腰膝酸软,目暗耳鸣。可与枸杞子、桂圆等配伍为经典组方茶桑露饮,长期做茶泡饮,对预防贫血效果佳。

二、 发病后养护

目前认为再生障碍性贫血的发病机制主要与免疫因素有关,因此应尽早使用免疫抑制剂如抗胸腺球蛋白/抗淋巴球蛋白、环孢素、肾上腺皮质激素等。如有与患者 HLA 配型相符合的正常健康人的造血干细胞,可选择异基因/同基因造血干细胞移植;同时及时输血红细胞、血小板加强支持。在上述治疗的同时,配合中药辨证论治,能有效减少临床不良反应及增加临床疗效。

1. 药物调治

治疗原则:补肾填精、权衡阴阳是治疗再生障碍性贫血的基本大法,可辅以泻火养阴、凉血清热、补血化瘀、调治脾肾、养血调肝并应贯穿于治疗的始终。

(1) 髓枯血热

症状:心悸,头晕,周身乏力,面色指甲苍白,兼见壮热口渴,舌糜生疮,口唇糜烂等。

治宜:凉血清热调治。

方药:水牛角 30 克(先煎),生地 20 克,玄参 15 克,竹叶心 9 克,麦冬 15 克,丹参 15 克,金银花 6 克,连翘 9 克,阿胶 15 克(烊),三七 15 克,西洋参 15 克,鲜茅根 15 克。每日 1 剂,煎服。

(2) 肾阴亏虚

症状:头晕,周身乏力,面色指甲苍白,兼见手足心热,低热盗汗,心悸耳鸣等。

治宜:滋阴补肾调治。

方药:生地 15 克,熟地 15 克,枸杞子 15 克,当归 15 克,山茱萸 12 克,茯苓 15 克,麦冬 15 克,旱莲草 15 克,熟女贞 15 克,黄柏 9 克,砂仁 3 克,丹皮 18 克,党参 30 克,炙甘草 6 克。每日 1 剂,煎服。

(3) 脾虚血亏

症状:心悸,头晕,周身乏力,兼见纳食减少,面色萎黄,少寐多梦等。

治宜:健脾益气养血调治。

方药:党参 15 克,黄芪 30 克,白术 15 克,当归 12 克,熟地 15 克,麦冬 9 克,酸枣仁 15 克,阿胶 15 克(烊),何首乌 15 克,仙鹤草 15 克,炒丹皮 18 克,山茱萸 12 克,大枣 9 克,炙甘草 6 克。每日 1 剂,煎服。

(4) 肾阴阳俱虚

症状:心悸,头晕,周身乏力,面色指甲苍白,兼见畏寒肢冷,盗汗自汗,手足心热,少寐遗精等。

治宜:阴阳双补,补肾填精调治。

方药:何首乌 15 克,茯苓 15 克,牛膝 12 克,当归 12 克,枸杞子 15 克,菟丝子 15 克,补骨脂 15 克,巴戟天 15 克,熟地 18 克,黄精 15 克,女贞子 15 克。每日 1 剂,煎服。

(5) 脾肾阳虚

症状:心悸,头晕,周身乏力,面色指甲苍白,兼见纳减便溏,形寒肢冷,下肢水肿等。

治宜:温阳健脾补肾调治。

方药:黄芪 30 克,半夏 24 克,当归 12 克,白芍 12 克,白术 12 克,茯苓 15 克,甘草 6 克,熟地 12 克,川芎 9 克,麦冬 12 克,肉苁蓉 15 克,附子 9 克,肉桂 6 克,大枣 9 克,仙鹤草 15 克。每日 1 剂,煎服。

(6) 肾虚血瘀

症状:心悸,头晕,周身乏力,面色指甲苍白,兼见面色晦暗,肌肤甲错,畏寒肢冷,尿多清长等。

治宜:补肾化瘀生血调治。

方药:菟丝子 15 克,鹿角胶 15 克(烊),阿胶 12 克(烊),肉桂 6 克,熟地 15 克,附子 9 克,当归 12 克,肉苁蓉 15 克,补骨脂 15 克,仙灵脾 15 克,黄芪 24 克,枸杞子 12 克,桃仁 9 克,红花 15 克,赤芍 12 克。每日 1 剂,煎服。

2. 饮食调养 再生障碍性贫血患者的饮食应注意营养,进食易消化,高蛋白、高维生素、低脂肪饮食。忌食辛辣助热食物,禁烟酒,以免血管扩张引起出血。肾阴虚明显者忌食鸡肉、羊肉等性热食品;有出血倾向者,进食少渣半流质。以下膳食方药可作参考。

(1) 人参蒸鸡

原料:乌骨鸡 1 只,人参 10～15 克,红枣 10 克,桂圆 10 克,冰糖 30 克。

制作:去鸡毛及内脏,将诸药置于鸡腹中,加水 250 毫升,蒸 2 小时即成,每 7 日服食 1 次。

功效:具大补元气,养血生血之功。

(2) 鳝鱼莲子汤

原料:鲜鳝鱼 500 克,莲子 20 克,料酒、味精、食盐、酱油、葱、蒜、生姜适量。

制作:将鳝鱼丝、莲子入锅,加调料、水。用武火煮沸,撇去浮沫。用微火炖 1 小时,放味精,分餐食,吃肉喝汤。

功效:具补肾健脾,益气养血之功。

(3) 羊脊粥

原料:羊脊骨 1 具,肉苁蓉 30 克,菟丝子 3 克(包煎),大米若干。

制作:羊脊、苁蓉、菟丝子共煮 4 小时,取汤入大米煮粥,分次服。

功效:具温阳补肾之功,适用于肾阳虚之再生障碍性贫血。

3. 起居调养 居室应保持空气流通新鲜,阳光充足,如有条件应定期消毒,减少感染机会;多注意休息,预防感冒或其他感染,避免出入人群众多的公共场所,以免交叉感染;注意口腔卫生,饭后、睡前应漱口,刷牙宜用软毛牙刷,切勿用力,避免造成出血;洗澡时不应用水过热,擦洗皮肤不宜过重,以免引起皮下出血;秋冬季气候干燥,可用甘油类润滑剂涂鼻,减少鼻衄;根据自身身体情况,适当加强体育锻炼,劳逸结合,增强机体免疫力。

 第五节　单纯红细胞再生障碍性贫血

【疾病概述】

单纯红细胞再生障碍性贫血是以正细胞正色素贫血、网织红细胞减低和骨髓幼红细胞显著减少或缺如为特征的综合征,是再生障碍性贫血的一个特殊类型。贫血是唯一的症状与体

沪上中医名家养生保健指南丛书

征。中医学认为单纯红细胞再生障碍性贫血属"虚劳血虚"范畴。

现代医学认为单纯红细胞再生障碍性贫血的发病原因是胸腺瘤、病毒、感染、淋巴系统增殖性疾病及药物等诱发。有些病例原因不明，多与免疫有关。根据其发病情况及病因，可分为急性和慢性型。急性型一般因感染、药物、病毒等因素诱发，有无溶血性贫血等原发病。慢性型又分先天性和获得性两类，前者在1岁内发病，后者多继发于自身免疫性疾病之后。本病可见于各种族和各年龄段人群，男女发病大体相同。

中医学认为本病的发生既有先天之因又有后天之因，发病与肾的关系密切。素体禀赋不足，肾精不充或后天失调，感受外邪，直中脏腑，脏腑功能受损；或久病劳损，调护不当，或七情妄动，劳倦内伤，耗伤五脏，日久不复而成虚劳。本病一般起病缓慢，病程较长，并多见肾阳虚、肾阴虚或肾阴阳俱虚之虚证。其中起病较急较重者多为肾阴虚者。然无论起于肾阴虚或肾阳虚，日久不愈，病情迁延，阴损及阳、阳损及阴均可导致肾阴阳两虚，故本病的主脏在肾，疾病后期，易见肾虚血瘀之本虚标实。

中医治疗本病以"虚则补之"为主要治疗大法。根据其临床辨证分型及疾病演变规律，分别采用滋补肾阴、补肾壮阳、肾之阴阳双补及补肾祛瘀之法治疗。

✚【养生指导】

单纯红细胞再生障碍性贫血的养生指导原则：积极治疗原发疾病，避免相关不良继发因素；加强日常锻炼，增加机体自身免疫；注意饮食多样，营养均衡全面。

一、发病前预防

1. 积极治疗原发疾病，避免相关不良继发因素　单纯红细胞再生障碍性贫血可继发于各种不同疾病，如实体肿瘤、胸腺瘤、恶性血液病、自身免疫性疾病、病毒或细菌感染等，其他可能的继发因素还包括药物、化学品、放射性物质,妊娠等。针对上述原发疾病,首先应尽早及时加以治疗及控制,去除可疑度高的药物及相关化学毒物。若失治或不加以控制诱因,可致病情进一步恶化加重,变生重症,甚至危及生命。

2. 加强日常锻炼,增加机体自身免疫 定期进行体育锻炼,年老者可参与强度较小的诸如气功、太极拳等运动;年轻气盛者可根据自身条件适当加大运动量,达到调整机体,经脉气血通利,增强机体防病和抗病能力。与此同时,应保持心情舒畅,调达情志,精神愉悦,方能身心健康,减少疾病的发生。

3. 注意饮食多样,营养均衡全面 注意饮食规律、节制,食物多样化,食谱广,不偏食,多食富有营养及易于消化之食物,严禁暴饮暴食。忌食辛辣、生冷不易消化的食物,平时可配合滋补食疗以补养身体。

4. 药物预防

(1) 龙眼肉:龙眼肉 30 克,放碗内,加白糖少许,一同蒸至稠膏状,分 3～4 次服用,用沸水冲服。适用于年老体衰,久病体虚,产后妇女。

(2) 枸杞子:每次取 10～15 克冲泡代茶饮。《本草经疏》有云:"枸杞子,为肝肾真阴不足,劳乏内热补益之要药,老人阴虚者十之七八,故服食家为益精明目之上品。"具有补血养肝、益精明目、壮筋骨,久服能益寿延年等功用。

(3) 桑葚子:桑葚滋肝肾,充血液,健步履。故肾虚之人,尤其是肾阴不足者,食之最宜,称为"民间圣果"。其富含活性蛋白、维生素、氨基酸、胡萝卜素、矿物素等成分,具有滋阴补血、生津、润肠之功。可用于久病体虚,肝肾阴亏,腰膝酸软,目暗耳鸣。可与枸杞子、桂圆等配伍为经典组方茶桑露饮,长期做茶泡饮,对预防贫血效果佳。

三、发病后养护

1. 药物调治　本病的治疗大法以"补虚"为主,脏腑论治重在补肾为先,同时当辨清阴阳主次。

（1）肾阳虚

症状:心悸,头晕乏力,面色、指甲苍白,兼有形寒肢冷,腰膝冷痛,夜尿频多。

治宜:温肾健脾,补益气血。

方药:附子 10 克,肉桂 6 克,肉苁蓉 15 克,黄芪 30 克,人参 15 克,当归 10 克,茯苓 15 克,熟地 15 克,半夏 15 克,白术 15 克,白芍 15 克,麦冬 15 克,甘草 6 克。每日 1 剂,煎服。

（2）肾阴虚

症状:心悸,头晕乏力,面色、指甲苍白,兼有腰膝酸软,五心烦热,盗汗颧红。

治宜:滋阴补肾,填精益血。

方药:熟地 20 克,山茱萸 15 克,枸杞子 20 克,山药 15 克,龟板胶 10 克(烊),菟丝子 20 克,川牛膝 15 克。每日 1 剂,煎服。

（3）肾阴阳两虚

症状:心悸,头晕乏力,面色、指甲苍白,腰膝酸软或冷痛,手足心热或形寒肢冷交替出现。

治宜:滋阴壮阳,补益气血。

方药:生地 20 克,山茱萸 15 克,山药 15 克,泽泻 15 克,牡丹皮 15 克,茯苓 15 克,附子 10 克,桂枝 6 克。每日 1 剂,煎服。

（4）肾虚血瘀

症状:心悸,头晕乏力,面色、指甲苍白,伴腰膝酸软,肌肤甲错,胁下刺痛。

治宜:益肾补血,活血化瘀。

方药:龟甲胶 10 克(烊),鹿角胶 10 克(烊),人参 20 克,枸杞子 20 克,三棱 15 克,莪术 15 克,阿魏 10 克,苏木 5 克,香附 20 克,槟榔 15 克,海浮石 10 克,瓦楞子 10 克,雄黄 5 克。每日 1 剂,煎服。

对于贫血症状突出患者,应及时输注红细胞,加强支持治疗;清楚发病原因的患者需积极治疗原发病,如胸腺瘤患者需及早手术切除,原发病好转后本病亦会随之好转;中药治疗的同时可采用免疫抑制治疗,包括肾上腺糖皮质激素、环孢素及环磷酰胺等,能有效减少临床不良反应及增加临床疗效。

2. 饮食调养 单纯红细胞再生障碍性贫血患者饮食应以高蛋白、高维生素为主,忌烟酒、辛辣发物,忌膏粱肥甘生湿之品,可选用以下膳食方药。

(1) 参归鸽肉汤

原料:鸽 1 只,党参 25 克,当归 12 克。

制作:加水煨汤服。

可用于血亏气虚,肾阳虚型贫血。

(2) 龙眼枸杞子粥

原料:龙眼肉、枸杞子各 15 克,黑米、粳米各 50 克。

制作:将龙眼肉、枸杞子、黑米、粳米入锅,加水适量,煮沸后改小火煨煮,至米烂汤稠即可。

可用于肝肾阴虚,失眠多梦,食欲不佳者。

(3) 黄芪鸡汁粥

原料:母鸡 1 只,黄芪 15 克,粳米 100 克。

制作:母鸡煎取浓汁,黄芪煎汁入粳米煮粥,热服。

适用于肾阴阳两虚型。

3. 起居调养 生活作息规律,避免劳累伤神;注意冷热,防止外感风寒、风热外邪,积极预防呼吸道感染、肠道感染及其他感染,避免引发本病的诱发因素;多食富于营养、利于造血之食物,忌食辛辣、油腻食物,以免耗气伤阴,湿热内生;避免服用诱发本病的药物,日常生活减少相关化学毒物接触,包括家装材

沪上中医名家养生保健指南丛书

料、清洁剂等。

4. 针灸疗法　取穴以足太阳经、背俞穴为主,常用穴位有气海、血海、膈俞、肾俞、悬钟、脾俞、心俞、足三里、三阴交等。

 第六节　继发性贫血

━━ **一、慢性肾病所致贫血**

【疾病概述】

慢性肾病所致贫血是指各种肾性疾病或肾以外疾病导致慢性肾功能衰竭或尿毒症后引起的贫血。贫血的程度与氮质血症程度一致。慢性肾性贫血的发病机制复杂,由多种因素综合所致,如红细胞生成减少、红细胞破坏增加、红细胞无效生成、出血等。

中医学认为,此病主要的起始病因在于先天不足,肾为先天之本,寓藏先天之精,禀赋不足可出现肾气亏虚,不能化精生髓,衰其气血之源,以致发生贫血。本病病位在肾,由于肾为真阴所居,藏精生髓,髓为血海之源。本病为肾虚而致气血不足。因肝肾同源肾阴不足而肝失所养,或肾阳不足,脾失温煦,而致脾肾俱损。故病本于肾,又多涉及肝脾。

慢性肾病贫血临床上以全身乏力,面色萎黄,食少纳差,腰膝酸软,肢体水肿为主要症状。本病总由先天禀赋不足,精气亏虚或后天失调,气血乏源,以致湿浊、瘀血邪实伤正,脾肾双亏,正虚邪实为基本病机。大体可以分为脾肾阳虚、肝肾阴亏、阴阳两虚、湿浊中阻、瘀血内停 5 类证型。多数起病缓慢,初见头晕乏力,面色㿠白,食少便溏,病程较长,日久不愈则多属脾肾阳虚,阳损及阴,可见腰膝酸软,五心烦热,口干咽燥等肝肾阴虚证。由于阴阳互根互生,最后演变为阴阳两虚,既有阳虚失温的表现,又有阴虚内热的表现,正虚日久,可致邪实,出现湿浊、瘀血等病理产物,临床上可见湿浊中阻和瘀血内停之症。

【养生指导】

慢性肾病贫血是继发于肾功能不全的贫血,单纯中医中药很难收效,必须积极配合原发病的治疗,如腹膜透析、促红细胞生成素的使用等。

(一)发病前预防

1. 注意休息　患者应卧床休息,不能劳累过度,疲劳往往可使肾功能进一步受损,病情恶化。

2. 合理饮食　慢性肾病患者要限制蛋白的摄入量,尽量选用优质蛋白,补充必需氨基酸。有高血压和水肿的患者要限制盐的摄入。有血脂异常的患者,宜低脂饮食。

3. 预防感染　慢性肾衰竭患者往往免疫力下降,易于感染,从而加速病情恶化,因此必须高度重视预防感染。若感染出现,应积极控制,不能延误。

(二)发病后养护

肾病性贫血多数由隐匿性转变而来,早期多表现为脾肾阳虚,随着疾病进展可发展为肝肾阴虚或阴阳两虚,后期则可演变成瘀血内停或痰湿中阻。中医治疗本病大法依据禀赋不足,后天亏损与邪正虚实关系而定。由于肾病后期出现贫血,中医辨证往往是虚实错杂,虚是正气亏虚,气血俱亏为本;实是邪气实,秽浊泛滥,痰瘀交阻为标。

1. 药物调治

治疗原则:补虚扶正,泄浊化瘀,标本兼顾。

(1)辨证论治

1)脾肾阳虚

症状:畏寒肢冷,面色㿠白,食少便溏。

治宜:健脾温肾,填精益髓。

沪上中医名家养生保健指南丛书

方药：黄芪 10 克，桂枝 10 克，白芍 10 克，鹿角胶 10 克，熟地 10 克，山茱萸 10 克，枸杞子 10 克，补骨脂 10 克，肉桂 10 克，菟丝子 10 克，生姜 10 克，大枣 15 克，甘草 10 克。

加减：脾虚明显，纳少乏力者，加人参或党参；脾虚久泻者，去熟地加五味子。

2）肝肾阴虚

症状：腰膝酸软，五心烦热，口干面黄。

治宜：滋养肝脾，益精填髓。

方药：熟地 10 克，枸杞子 10 克，山茱萸 10 克，鹿角胶 10 克，龟甲 10 克，菟丝子 10 克，白术 10 克，山药 10 克，怀牛膝 10 克，牡丹皮 10 克，甘草 10 克。

加减：阴虚内热，烦热盗汗，加银柴胡、地骨皮；心火偏旺，虚烦少寐，可加黄连、酸枣仁。

3）阴阳两虚

症状：乏力肢冷，尿赤便干，腰膝酸软。

治宜：阴阳双补。

方药：淫羊藿 10 克，茯苓 10 克，泽泻 10 克，熟地 15 克，山药 15 克，山茱萸 15 克，丹皮 10 克，车前子 15 克，川牛膝 10 克。

加减：夜尿频多者，加补骨脂、芡实。

4）湿浊中阻

症状：头晕乏力，食少恶心，口臭便干。

治宜：祛湿化浊。

方药：半夏 10 克，白术 10 克，茯苓 10 克，陈皮 10 克，竹茹 10 克，黄连 3 克，大黄 5 克，陈皮 5 克，甘草 3 克。

加减：食少纳差可加六曲、山楂；口臭便干可加黄连、知母、大黄。

5）瘀血内停

症状：面色晦滞，头晕耳鸣，腰胁积块。

治宜：活血化瘀。

方药:党参 10 克,黄芪 10 克,白术 10 克,熟地 10 克,当归 10 克,川芎 5 克,肉桂 3 克,淫羊藿 10 克,补骨脂 10 克,桃仁 10 克,红花 3 克,柴胡 10 克,白芍 10 克,陈皮 5 克,甘草 3 克。

加减:鼻衄齿衄加茜草、牛膝;午后或夜间发热加青蒿、地骨皮。

(2) 中西医结合治疗

1) 促红细胞生成素的应用:初始剂量为 50 单位/千克,每周 3 次。若无效,在排除影响疗效的其他因素后,可增加用量。

2) 扶正固本与支持疗法:中药健脾益肾,补益气血;西药补充造血原料、叶酸、铁剂。

3) 对症治疗:慢性肾病贫血若出现恶心、呕吐等消化道症状,可予止吐剂、胃肠道动力剂等;在发生感染时,使用抗感染药物的同时配合清热解毒之品。

(3) 其他疗法:中药灌肠。

灌肠基本方:大黄 10 克,丹参 30 克,黄柏 15 克。

加减:脾肾阳虚加肉桂;肝肾阴虚加生地、赤芍;气阴两虚加黄芪、当归。

制作:药用冷水浸泡 30 分钟后,煎沸 20 分钟,浓缩为 200 毫升,取汁装瓶。

方法:每日灌肠 1 次,保留 1～2 小时,以每日解大便 2 次为宜,20 日为 1 疗程,疗程间隔 3～5 日,一般 2～3 个疗程有效。

2. 饮食调养　慢性肾病患者饮食以优质蛋白饮食为主,一般控制盐的摄入,忌食海鲜、生冷等发物。

(1) 羊肾 4 个,党参 500 克,熟地 300 克,红糖 1 000 克。制作:先将新鲜羊肾洗净,对半切开,去筋膜,切成细条状,与熟地、党参(均以纱布包好)加水常法煎煮,取药汁。文火炖 1 小时后取出滤液,余渣加水再煎,再取液,连续共 3 次。将所有滤液混合,以文火浓缩成胶状,加红糖收膏。

方法:每次服 2 食匙,每日服 3 次,开水冲服。连服 2～3

个月。

(2) 阿胶 10 克,枸杞子 25 克,粳米 100 克。制作:先以枸杞子和米煮粥,阿胶烊化后调入。

方法:每日早晚温服,连服 1 个月。

3. 起居调养　注意饮食起居的调摄,积极预防感染,保持情绪乐观稳定,控制原发病是关键。

二、慢性肝病所致贫血

✚【疾病概述】

肝病贫血是指肝脏疾病病程中出现的贫血,为肝病最常见的并发症之一。肝病贫血发病是多因素的。病毒性肝炎、酒精性肝炎、代谢性及中毒性肝病所致肝细胞坏死,肝脏纤维化,乃至肝脏合成、代谢、储藏功能严重受损,骨髓中红细胞生成受阻,可出现铁幼粒细胞性贫血;并发胃炎、食管静脉曲张和十二指肠溃疡引起出血,导致失血性贫血;酒精性肝病常有叶酸摄入不足及利用障碍,可发生巨幼细胞性贫血,也可偶尔并发溶血性贫血;脾功能亢进引起红细胞破坏过多等。

中医学认为,此病起始病因在于感受湿邪,郁阻中焦,以及忧思劳倦,伤肝脾,所致脾胃运化功能失司,脾失健运,气血生化乏源。本病原因各异,但湿邪为发病的关键。湿从热化,湿热蕴结,日久伤阴,肝肾阴虚,无以化生阴血;湿从寒化,寒湿中阻,阳气不宣,日久阳气亏虚,无以化生精血;或情志忧虑,易致肝郁气滞,肝木克伐脾土,最终也可导致脾胃运化失常,气血亏虚。

肝病贫血临床上以全身乏力,纳差腹胀,大便失调为主要证候。感受湿邪或肝郁气滞,影响脾胃运化,脾虚不运则纳呆、食少、腹胀;肝木克土或湿邪损伤脾胃,或久病不愈,肝脾俱损,精气血均不足,四肢失于濡养则乏力疲劳;湿热蕴结,影响肝胆疏泄功能,胆汁外泄则见身目俱黄,大便黏滞;寒湿困脾,脾失运化,也可致大便稀溏;久病及肾,脾肾俱虚,脾失温煦,完谷不化也可见大便溏薄。故本病大体可分为湿阻中焦、肝郁脾虚、脾肾阳虚及肝肾阴虚4类证候。其中湿阻中焦又可分为湿热蕴结和寒湿困脾两型。

【养生指导】

肝病的病因错综复杂,病势缓急有异,病程长短不同,且本病常常虚实夹杂,故辨证时必须抓住寒热虚实进行调治,采取"虚则补之""实则泻之",虚实兼顾,标本兼治的原则。

(一)发病前预防

注意休息,避免劳累,保持乐观情绪。饮食宜清淡,容易消化之品,忌肥腻厚味以及辛辣刺激的食物。

1. 精神调养　保持良好的心态,避免焦躁。心情抑郁、脾气暴躁往往导致肝病患者肝气郁结,肝旺克犯脾土,导致肝阴不足,脾气亏虚,气血两亏。

2. 避免劳累　注意休息,避免劳累,尤其肝功能异常。对于肝血不足,要避免熬夜,保证充足睡眠,有助于养肝生血。

3. 药物预防

(1)脾胃虚弱,面色无华,下肢水肿:用黄芪15克,茯苓15克,党参12克,白术12克,陈皮10克。每日1剂,煎汤服用。

(2)肝阴亏虚,形体消瘦:用沙参15克,麦冬15克,石斛30克,酸枣仁15克,知母12克。每日1剂,煎汤服用。

(3)纳呆腹胀,胸胁胀满,大便不爽,舌苔黏腻,为气滞食积:用王氏保赤丸,每次6克。每日3次,温水送服。

(二)发病后养护

1. 药物调治　治疗原则,虚实兼顾,标本兼治。在补养气血的同时,或清利湿热,或温化寒湿,或疏肝理气,或温补脾肾,或滋养肝肾。以补虚而不碍气,泻实而不伤正为度。

（1）辨证论治

1）湿热蕴结

症状：身目俱黄，纳呆食少，腹胀乏力。

治宜：清热利湿，健脾和中。

方药：茵陈 15 克，桂枝 5 克，茯苓 10 克，白术 10 克，泽泻 10 克，猪苓 10 克，黄芪 10 克，白芍 10 克，当归 10 克。

加减：偏于热者，可去桂枝，加栀子；食少纳呆者，可加炒麦芽、鸡内金；脘腹胀闷者，可加广木香、砂仁、炒枳壳。

2）寒湿困脾

症状：身目俱黄或晦暗，畏寒乏力，腹胀便溏。

治宜：温阳散寒，健脾利湿。

方药：茵陈 15 克，附子 10 克，干姜 10 克，白术 10 克，甘草 3 克，茯苓 10 克，党参 10 克，黄芪 10 克，当归 10 克，枸杞子 10 克，首乌 10 克。

加减：胁痛可加郁金、制香附；便溏者可加白扁豆、山药。

3）肝郁脾虚

症状：两胁胀痛，食欲不振，神倦乏力，大便稀溏。

治宜：疏肝解郁，健脾和中。

方药：当归 10 克，白芍 10 克，柴胡 5 克，茯苓 10 克，白术 10 克，党参 10 克，甘草 3 克，生姜 3 片，大枣 15 克，薄荷 3 克。

加减：胁痛较重加郁金、川楝子、青皮；嗳气恶心者可加陈皮、半夏、砂仁；腹痛肠鸣，泄泻者加泽泻、薏苡仁。

4）脾肾阳虚

症状：畏寒肢冷，腰膝冷痛，食少腹胀，下肢水肿。

治宜：温补脾肾。

方药：黄芪 20 克，白术 10 克，陈皮 3 克，党参 10 克，茯苓 10 克，砂仁 3 克，当归 10 克，附子 6 克，桂枝 10 克，山药 10 克，生地 10 克，枸杞子 10 克，山茱萸 10 克，甘草 3 克。

加减：肢肿尿少者，加车前子、猪苓、泽泻等。

5）肝肾阴虚

症状：五心烦热，目涩口干，腰膝酸软，大便秘结。

治宜：滋养肝肾。

方药：生地 10 克，沙参 10 克，麦冬 10 克，枸杞子 10 克，当归 10 克，白芍 10 克，首乌 10 克，川楝子 10 克，阿胶 10 克。

加减：大便秘结者，可加瓜蒌仁；鼻衄齿衄者，可加仙鹤草、茜草根、白茅根；口干烦渴者，可加知母、石斛。

（2）中西医结合治疗

1）扶正固本与支持疗法：中药健脾益气，疏肝养血；西药定期输注人白蛋白。

2）利湿退黄与对症处理：茵栀黄注射液或苦参注射液等。

2. 饮食调养

食疗有助于扶助正气，补充造血原料，提高机体免疫力。

（1）黄芪粥：黄芪 30 克，大枣 10 枚，粳米 60 克，熬粥。有养胃阴，扶正气，补气血的功效。

（2）复方羊肝粉：羊肝 1 个，黑芝麻 1 000 克。羊肝蒸熟，焙干，黑芝麻炒微黄，两味共研细末，每日早、晚各服 10 克，温水送下。

3. 起居调养　平时可进行太极拳、散步等力所能及的运动，贫血轻者可快步行走或慢跑，以增强体质。

三、内分泌疾病所致贫血

✚【疾病概述】

内分泌疾病所致贫血是指由于人体多种内分泌激素缺乏时红细胞生成减少而引起的不同程度贫血。引起内分泌性贫血的原因有遗传、感染、药物等，与红细胞生成时间缩短、促红素产生减少以及铁利用障碍有关。垂体功能减退所致贫血主要是由于促卵泡激素、黄体生成素、促甲状腺激素和促肾上腺皮质激素等

沪上中医名家养生保健指南丛书

分泌不足。甲状腺功能亢进所致贫血主要与炎症、免疫因素、手术、肿瘤等因素相关。肾上腺皮质功能减退所致贫血主要与自身免疫、结核、肿瘤等破坏肾上腺皮质，影响肾脏促红细胞生成素的释放有关。青春期侏儒症所致贫血是由于生长激素不足。

中医学认为，该病属禀赋薄弱，后天失养，肾气不足，命门火衰而脏腑元气亏损为主要证候，属中医学"虚劳"范畴。病位在肝脾肾三脏。肝调气行血，脾化气生血，肾温气助脾生血，肝脾肾功能失调，气血津液化生失常，阴阳不调，则发为病。病之初起，以虚证为主，夹有肝郁实证，病久，脾肾失调，阴阳失济，导致三脏俱损，甚可致五脏虚损，或阴不敛阳，独阳上亢，炼痰灼津，而致正虚痰凝血瘀，本虚标实，真虚假实。

此类贫血临床上以头晕，乏力倦怠，面色萎黄，不思饮食，腹胀便溏为主要证候。多数起病缓慢，早期多见头晕乏力，面色萎黄，腹胀便溏，多属脾虚，后逐渐出现四肢麻木，盗汗，目涩口干，遗精等肝肾阴虚证候，也可出现腰膝酸软，畏寒肢冷，四肢无力，性欲减退，小便清长等脾肾阳虚证候。少数患者可出现颈部肿大，消谷善饥，心悸神疲乏力，眼球突出，手指颤抖等肝郁脾虚之症。

【养生指导】

内分泌疾病所致的贫血需要根据临床表现，结合现代医学的发病机制分清贫血的种类，明确诊断是关键。

（一）发病前预防

注意生活起居及饮食调摄，保持精神愉快，防止情志内伤，对甲亢贫血的治疗尤为重要。适当参与体育锻炼，如打太极拳、散步等，以增强体质。

1. 精神调养　中医学认为情志所伤，导致肝郁气滞，气郁化火，克犯脾土，则气血生化乏源，也可造成肝血肝阴不足，发生贫血，故调畅情志对于预防疾病尤其重要。

2. 劳逸结合 注意休息,避免劳累。有内分泌疾病患者,在治疗期间,应安排休息;恢复期,适当锻炼,如打太极拳、散步等活动,有助于疾病康复。

3. 药物预防

(1)脾胃虚弱,气虚及阳,胃寒肢冷,下肢水肿:用茯苓 15 克,党参 12 克。白术 12 克,桂枝 10 克,附子 6 克,菟丝子 12 克。每日 1 剂,煎汤服用。

(2)肝肾阴虚:用沙参 15 克,麦冬 15 克,地黄 30 克,女贞子 15 克,枸杞子 12 克。每日 1 剂,煎汤服用。

(3)肝气郁结,胸胁胀满:用逍遥丸,每次 6 克。每日 3 次,温水送服。

(二)发病后养护

根据"虚则补之"的治疗总则,本病以补为主。肾气不足,命门火衰者,予温肾壮火;肝肾不足者,予滋补肝肾;肝郁脾虚者,予健脾疏肝。

1. 药物调治

(1)辨证论治

1)肾气不足

症状:头晕,倦怠乏力,畏寒肢冷,腰膝酸软,小便清长。

治宜:温补肾阳,益气养血。

方药:生地 15 克,山药 12 克,山茱萸 15 克,泽泻 6 克,茯苓 12 克,丹皮 10 克,党参 20 克,白术 10 克,桂枝 3 克,附子 3 克,甘草 6 克。

加减:遗精者,加金樱子、桑螵蛸、莲须;下利清谷者,减地黄,重用党参、白术;阳虚水泛,水肿尿少者,重用茯苓、泽泻、白术;喘促、短气者,为肾阳虚损,肾不纳气,加补骨脂、五味子、蛤蚧补肾纳气。

2)肝肾阴虚

症状:乏力倦怠,头晕目眩,咽干,遗精,盗汗,手足麻木。

治宜:滋养肝肾,益气养血。

方药:熟地 24 克,枸杞子 10 克,山茱萸 12 克,泽泻 9 克,茯苓 9 克,丹皮 9 克,党参 20 克,山药 12 克,白术 12 克,菊花 9 克,甘草 6 克。

加减:头痛眩晕,耳鸣较重,酌加石决明、刺蒺藜;食后腹胀呃逆,加半夏、砂仁、陈皮;血虚明显,加黄芪、制首乌、鸡血藤。

3) 肝郁脾虚

症状:倦怠乏力,头晕,腹胀便溏,不思饮食,心悸。

治宜:疏肝健脾,化痰散结。

方药:香附 15 克,党参 15 克,酸枣仁 8 克,远志 8 克,当归 10 克,黄芪 15 克,乌药 10 克,茯神 15 克,白术 10 克,贝母 10 克,木香 6 克,陈皮 10 克,海藻 30 克,昆布 30 克,甘草 6 克。

加减:气虚者,重用党参、黄芪;脾虚湿者,加香砂六君子汤;失眠者,加生龙骨、生牡蛎;气郁化火灼津者,加蛤壳、夏枯草。

(2) 中西医结合治疗:引起内分泌性贫血的原因颇多,发病机制也较为复杂,单独应用西医药治疗疗效较差。应根据原发病病因的不同,联合使用中医药,如激素替代治疗、补充造血原料治疗等,充分发挥中医辨证优势,才能明显缓解症状及减少西医药的不良反应。

2. 饮食调养

(1) 枸杞子 30 克,银耳 30 克,莲子 50 克,加水 1 000 毫升,旺火煮开,小火煮 1 小时,加入冰糖少许,具有养肝清心作用,用于贫血失眠者。

(2) 赤小豆 50 克,红枣 25 克,黑米 50 克,加水 750 毫升,浸泡 1 小时,旺火煮开,小火煮 1.5 小时,用于各种贫血。

3. 起居调养 本病一般病程较长,多为久病顽疾。在日常生活中,加强饮食调摄,多食蔬菜,避免滥用药物,保持情绪愉悦,对疾病的康复有益。

四、恶性肿瘤所致贫血

【疾病概述】

恶性肿瘤所致贫血是指造血组织以外的各种恶性肿瘤并发或继发所引起的贫血。几乎所有恶性肿瘤患者都有不同程度的贫血，如消化道恶性肿瘤并发贫血者占 47.7%，其他肿瘤并发者占 41%。在老年人贫血中，有恶性肿瘤者占 15.9%。恶性肿瘤患者出现的贫血，急性者多因消化道、生殖系统肿瘤浸润血管破裂所致；慢性者则往往由营养不良、代谢紊乱、放化疗之后骨髓抑制或恶性肿瘤骨髓转移等所致。

中医学认为，恶性肿瘤所致贫血与肝脾肾三脏关系最为密切。由于情志忧虑悲观，使肝失疏泄，气滞血瘀癥结乃生，肝气横逆犯胃克脾，使水谷精微化生不足，脾胃中气不足，脾不统血而失血。恶性肿瘤日久入肾，则骨不生髓，肾不藏精，命门火衰，阴阳俱虚而无以造血。同时阴虚火旺，肾虚水不制火，气血阴阳虚衰，致六淫侵袭而发热，气滞血瘀癥结内生，不通则痛。根据恶性肿瘤贫血的临床特征和演变过程，属中医"黄疸""血枯""虚劳""癥积""内伤发热"等。

在临床上，贫血是恶性肿瘤最常见的并发症，一般表现为肌肤萎黄，疲倦乏力，头晕耳鸣，记忆力减退，严重的贫血可出现低热，活动后胸闷气促，舌淡少津苔腻，或舌质瘀紫，脉细弱。病之所得，正气不足，邪气凶盛，正不胜邪，病邪稽留，耗气伤血，气虚不畅，瘀血内停，瘀血不去，新血不生；大病日久，忧郁思虑，肝失条达，侮脾伤胃，胃不受纳，脾不健运，生化乏源，营血不生，由脾及肾，肾不生髓，精血耗尽，阴阳俱败，形神衰惫。

【养生指导】

恶性肿瘤疾病所致贫血一般起病隐匿，病程缠绵，若能早期

沪上中医名家养生保健指南丛书

发现,早期治疗,正气尚盛,则可攻补兼施,以扶正达邪;中期正气已损,不耐攻伐,应以扶正祛邪为主;晚期元气已衰,脏腑虚惫,唯以补虚填精为主。

(一) 发病前预防

此类贫血的预防,更应着眼于对恶性肿瘤的防止。如良好的生活起居习惯,不过劳,适当参与适合的体育锻炼,以增强体质。

1. 精神调养 保持乐观情绪,避免精神过度刺激。"百病生于气",而情志失调,如"思伤脾,恐伤肾,喜伤心,怒伤肝,忧伤肺"导致脏腑亏损,气机逆乱。

2. 合理饮食 肿瘤患者往往由于手术、放化疗,出现胃口差,饮食不容易消化吸收;有些过于忌口,导致营养不足。针对这一现象,给予饮食指导尤为重要。对于缺铁患者,可参照缺铁性贫血的饮食调理,饮食中补充富含叶酸的物质。

3. 适当锻炼,增强体质 适当参加体育锻炼,提高机体免疫力,有助于疾病康复。

(二) 发病后养护

在病程中,有原发病和继发病的错综复杂的临床表现和实验室变化。但在治疗过程中,以补虚为治疗总则,辨为气血不足、脾肾两虚、精血枯竭等证型,应采用养血、补气、填精等法。当有夹杂证实,应急则治其标,缓则治其本。发热予甘温除热、清热解毒,出血与益气摄血,凉血止血等法,对治则进行适当调整,以期达到扶正祛邪,或减轻病痛,提高生存质量,延长生存期。

1. 药物调治

(1) 辨证论治

1) 肝胃不和

症状:胸胁胀痛,悲郁太息,腹胀纳呆,嗳气呕恶,面色少华,心悸少寐等。

治宜：疏肝理气，健脾和胃。

方药：柴胡 10 克，延胡索 20 克，香附 12 克，郁金 15 克，当归 15 克，白芍 15 克，川芎 12 克，太子参 15 克，白术 12 克，茯苓 15 克，砂仁 3 克，炙甘草 8 克。

加减：心神不宁，加淮小麦、红枣；湿滞明显，可加用藿香正气片。

2）脾虚血亏

症状：头晕乏力，厌食少食，呕恶便溏，胸闷心悸，面色少华。

治宜：健脾助运，益气养血。

方药：党参 15 克，白术 12 克，茯苓 12 克，当归 15 克，白芍 15 克，川芎 12 克，熟地 20 克，黄芪 20 克，肉桂 6 克，炙甘草 6 克。

加减：肝血不足，血不养心，虚烦不得寐，可合酸枣仁汤；口干舌燥少津，可合益胃汤。

3）血瘀癥积

症状：持续隐痛，阵发加剧，拒按，面色黧黑，皮肤痰核，胁下痞块，肌肤甲错，舌紫暗，苔薄腻，脉细涩。

治宜：活血化瘀，软坚散结。

方药：桃仁 10 克，红花 10 克，当归 10 克，白芍 10 克，熟地 15 克，川芎 10 克，蛰虫 12 克，干漆 5 克，地黄 15 克，甘草 5 克，水蛭 12 克，赤芍 10 克，杏仁 10 克，黄芩 10 克，虻虫 10 克，大黄 5 克。

加减：头痛、胸胁痛，可加牛膝、柴胡、枳壳；全身痹痛，日久入络，可加五灵脂、地龙、川芎、没药。

4）肾精衰惫

症状：神倦嗜卧，形寒肢冷，头晕眼花，周身酸楚，厌食，自汗。

治宜：填精益髓。

方药：熟地 15 克，山药 15 克，枸杞子 15 克，山茱萸 10 克，

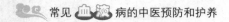
牛膝 10 克,菟丝子 15 克,鹿角胶 12 克,龟板胶 12 克,杜仲 12 克,当归 15 克,肉桂 6 克,附子 3 克。

加减:腹胀便秘,可加大腹皮、鸡内金、瓜蒌仁、火麻仁;泄泻清谷,加白扁豆、木香、黄连、茯苓皮;舌红少津,加沙参、麦门冬、石斛;失眠,加酸枣仁、柏子仁、合欢皮、夜交藤等。

5) 内伤发热

症状:高热不恶寒,或低热缠绵,伴有自汗盗汗,口干烦躁。

治宜:益气除温,养阴清热。

方药:党参 15 克,黄芪 15 克,白术 15 克,当归 15 克,陈皮 10 克,升麻 12 克,柴胡 10 克,胡黄连 5 克,秦艽 12 克,鳖甲 15 克,地骨皮 15 克,青蒿 10 克,知母 10 克,甘草 5 克。

加减:肝火实热盛,加黄芩、龙胆草;气虚较甚,加玉屏风散或生龙牡;失眠,加酸枣仁、夜交藤。

6) 出血衄血

症状:便血尿血,阴道出血,紫斑衄血。

治宜:益气摄血,凉血止血。

方药:独参汤、犀角地黄汤、十灰散、小蓟饮子等加减。

(2) 中西医结合治疗:中西医结合治疗的优势在于发挥各自特点,避免和减少不足,与手术结合,术前可改善患者体质,调整脏腑功能,更好适应手术,术后则提高远期生存率。坚持辨证论治是中医治病的基本特点之一,对于恶性肿瘤所致贫血,要进行辨证分型,让患者在不同的病程中得到合理治疗。

2. 饮食调养　恶性肿瘤所致贫血,最常见的是造血原料缺乏,在治疗时应尽可能根据患者的爱好和厌恶来提供最有吸引力的食物,饮食宜个性化,不能一概而论。不乱投医,营养保健滋补品等应在医师指导下服用。

(1) 出现倦怠乏力,精神不振,面色少华:可用人参、西洋参或黄芪、红枣煎汤代饮。

(2) 出现纳少,便溏腹胀,苔腻:可炒粳米、炒米仁、炒山药、白扁豆,煮粥。

(3) 贫血:可用黑糯米、枸杞子、首乌、龙眼肉煮粥等。

3. 起居调养 保持居室清洁卫生、空气新鲜和适当的室温,加强卫生护理,避免继发感染;保持身心健康,乐观情绪,克服悲伤、恐惧、沮丧的心理状态;生活有规律,适当参加健身活动,要循序渐进,量力而行,适可而止,持之以恒。

 ## 第七节 急性失血性贫血

【疾病概述】

急性失血性贫血是因外伤或在某些疾病过程中造成血管破裂或凝血缺陷,是大量血液于短时间内迅速流到血管外引起的贫血。中医学认为急性失血性贫血为血液不循常道溢于脉外,称为"血证";由于大量失血,气无所依附,气随血脱,而出现面色苍白、四肢厥冷、大汗淋漓,甚至晕厥称为"脱证""亡血""厥证"等。

常见的病因是由于创伤、胃肠道病变等引起的,如各种外伤或手术后失血,呼吸系统疾病如肺结核、支气管扩张所致的大咯血,消化道疾病如食管静脉曲张破裂、胃和十二指肠溃疡、肠伤寒大出血所致出血,妇产科疾病如功能失调型子宫出血、子宫肌瘤、宫外孕、前置胎盘和分娩时的出血,血液科常见疾病如急性白血病、血友病、血小板减少性紫癜、再生障碍性贫血所致的脏器大出血,炎症或肿瘤浸润和腐蚀血管管壁所致的突然大量出血,脾、肝、肾等破裂出血等。

中医学认为,血证的成因各有不同,有因脏腑功能失调,感受外邪,灼伤血络;有因饮酒过量或嗜食辛辣厚味,湿热内蕴或伤及血络;有因情志过极,火动于肝,气逆于上;或因劳倦过度,久病热病之后阴津耗伤,阴虚火旺,迫血妄行;或久病入络,正气

沪上中医名家养生保健指南丛书

亏损,气不摄血,血溢脉外而发病。血证的出血部位涉及五脏六腑,总与气血的运行、统摄有关。心主血脉,脾主统血,心脾两虚则心失温煦推动,脾失统血,血液不循常道溢于脉外或血瘀于内,瘀血伤络;肝主疏泄,怒则伤肝,肝气上逆,气郁化火迫血妄行;肾为先天之本,水火之枢,主胞宫,寓元阴元阳,肾虚则一身阴阳皆亏,失于封藏也可致出血;肺为娇脏,主气,易受外邪侵袭,肺脉受损而发病,凡饮食、情志、外邪、久病伤阴等引起火热灼络,尤其以心、肝、肺、胃火多见,而无论火热、气虚所致出血均因脉络损伤所致。

急性失血的症状取决于失血量、失血持续的时间和部位;同时也与患者的基础疾病、年龄、营养、情绪有关。急性失血后开始的2～3日,以低血容量表现为主,症状与血容量减少的程度平行。大多数健康成人能耐受500～1 000毫升的失血而不出现症状,但约5%的人对这样的失血仍表现为虚弱多汗、恶心、中上腹不适、焦虑等迷走神经功能紊乱的休克前症状,继而心率、血压下降,头晕甚至意识丧失。当快速失血量达1 000～1 500毫升时,则可在直立时出现明显的头晕,以及与活动量不成比例的心动过速。当失血量达1 500～2 000毫升,则即使平卧也能出现组织低灌注的情况,如口渴气促、皮肤苍白湿冷、意识模糊、脉搏细数。超过2 000毫升的失血,则可马上出现严重的休克症状。在临床上,肺结核引起的大咯血多伴有倦怠乏力,纳差消瘦,午后潮热,咳嗽及胸部隐痛史;支气管扩张所致的大咯血多伴有慢性咳嗽及反复咳浓痰及反复咯血的病史;消化道溃疡出血则既往常有反复发作的上腹部疼痛病史;食管胃底静脉曲张破裂出血是门静脉高压的严重并发症,既往有慢性肝病病史,常发病突然,出血量大;消化道占位所致的出血,如在上消化道表现为柏油样黑便,在下消化道则表现为暗红色或果酱样大便;血液病的出血症状多异,以皮肤黏膜出血为主,严重时并发颅内出血;妇科的功能失调性子宫出血及子宫肌瘤所致的阴道出血多伴有月经失调的表现。

中医学认为,本病总由感受外邪、饮酒过多或嗜食辛辣厚味、情志失调、外伤、劳倦过度或久病热病之后导致血液不循常道而溢于脉外。基本病机为血热妄行和气虚不摄。本病的治疗大法以急则治其标,缓则治其本为原则。急性失血性贫血以热入营血,血热妄行和气随血脱为主,应对因治疗,找到出血原因及部位,止血为要旨。并根据患者具体情况,结合八纲辨证,按《血证论》"止血,消瘀,宁血,补血"四法。对于血脱气脱的重症,治宜益气固脱,大补元气,急投独参汤。溢出血络之血即为离经之血,要去瘀生新,瘀血不去,新血不生,出血后期多虚弱证候,多宜补养气血,健运脾胃,若出血过多,血虚日久不复,须大补脾肾。

【养生指导】

急性失血性贫血除了外伤以外,多由基础疾病引发,故针对基础疾病的治疗和调摄尤为重要。

一、发病前预防

起居有常,合理膳食,营养均衡,调畅情志,避免外感是发病前基本的养生指导原则。

1. 治疗相关疾病 对于消化道疾病(胃溃疡、肝硬化等)、支气管扩张等疾病患者,尤其注意预防出血,需治疗相关疾病,防止出现相应并发症。对于出血患者,遵循《血证论》治血四法"止血,消瘀,宁血,补虚",在出血止住之后,给予理气活血、滋阴降火、益气健脾等方法,防止再次出血。

2. 药物预防

(1) 心肝火旺,目赤口苦:清肝泻火,凉血止血,山栀 10 克,大黄 6 克,黄连 6 克,煎服,每日 2 次。

(2) 脾气亏虚,头晕乏力:益气健脾,党参 15 克,白术 15

沪上中医名家养生保健指南丛书

克,茯苓 15 克,甘草 6 克,煎服,每日 2 次。

(3) 阴虚火旺,腰酸耳鸣:滋阴降火,女贞子 15 克,旱莲草 15 克,黄柏 10 克,知母 10 克,生地 12 克,煎服,每日 2 次。

二、发病后养护

本病的治疗大法是急则治其标,缓则治其本。急性失血性贫血以热入营血,血热妄行和血脱气脱为主,应找到出血的病因及部位,止血为要。

1. 药物调治

(1) 辨证论治

1) 气脱血脱

症状:大出血时突然面色苍白,四肢厥冷,大汗淋漓,甚至晕厥。

治宜:益气固脱,大补元气。

方药:急投独参汤,人参 10 克顿服。同时加用参附注射液或参麦注射液。

加减:出血不止,可加仙鹤草、藕节、侧柏叶等止血;自汗肤冷,呼吸微弱,可加附子、干姜以温阳。

2) 血热妄行

症状:斑色紫红,量多成片,或衄血、尿血、便血等而血色鲜红。

治宜:清热凉血,收敛止血。

方药:水牛角 30 克,生地 15 克,赤芍药 10 克,牡丹皮 10 克,玄参 10 克,紫草 15 克,大青叶 15 克,藕节 30 克,侧柏叶 30 克,艾叶 9 克,姜炭 6 克,白茅根 30 克,大小蓟 30 克,旱莲草 30 克,仙鹤草 30 克。

加减:热毒炽盛出血广泛,可加石膏、龙胆草、冲服紫雪丹;热壅肠胃,气血郁滞,腹痛便血,可加白芍、木香、地榆、槐花;胃气上逆之恶心呕吐,可加代赭石、竹茹、旋覆花;肝火较甚,头晕目赤,可加栀子、黄芩;咳血量多,可加三七粉。

3) 心脾不足

症状:头晕乏力,目眩,心悸,伴有神疲懒言,纳差便溏。

治宜:补益心脾,养血止血。

方药:太子参 30 克,白术 15 克,黄芪 20 克,当归 12 克,甘草 6 克,茯神 15 克,仙鹤草 30 克,白芨 15 克,侧柏叶 15 克,三七 10 克。

加减:气虚下陷见少腹坠胀,加升麻、柴胡;胀满而水谷不健运,加大腹皮。

4) 阴虚火旺

症状:出血血色鲜红,潮热盗汗,颧红,五心烦热,口干咽燥。

治宜:滋阴清热凉血。

方药:生地 15 克,熟地 12 克,麦冬 15 克,贝母 12 克,当归 12 克,炒白芍 12 克,甘草 6 克,玄参 15 克,白芨 12 克,藕节 30 克,仙鹤草 30 克,茜草 15 克。

加减:盗汗甚,加糯稻根、浮小麦、五味子、煅牡蛎收敛固涩;潮热颧红,加青蒿、鳖甲、地骨皮、白薇等;阴虚甚,可加龟板、女贞子、旱莲草。

5) 脾肾阳虚

症状:腰酸肢冷,畏寒乏力,崩中、尿血、齿衄,而血色淡红。

治宜:温肾健脾。

方药:黄芪 15 克,党参 20 克,山药 15 克,山茱萸 12 克,茯神 15 克,五味子 8 克,赤石脂 20 克,杜仲 15 克,怀牛膝 12 克,白术 15 克,当归 12 克,陈皮 6 克,甘草 6 克。

加减:畏寒神怯,加鹿角片、狗脊温补督脉;出血不止,可加蒲黄、槐米、紫草等。

6) 瘀血阻络

症状:胸胁刺痛,痛有定处拒按者,崩血血多紫暗有块。

治宜:理气活血,养血止血。

沪上中医名家养生保健指南丛书

方药:生地 30 克,桃仁 15 克,红花 20 克,当归 12 克,赤芍 30 克,川芎 15 克,牛膝 15 克,三七 10 克,五灵脂 15 克,蒲黄 12 克,枳壳 15 克,甘草 6 克。

加减:瘀血结于膈下,两胁及腹部胀痛,可加香附、乌药、枳壳、延胡索;瘀阻头面,头痛明显,可加麝香、葱白;瘀血阻络,关节疼痛,可加秦艽、羌活、地龙。

(2) 民间验方

1) 黄及散:参三七 40 克,白芨 40 克,生大黄 20 克,共研为末,每次 4 克,每日 3～4 次,口服,主治上消化道出血。

2) 青槐散:青黛、槐花各 30 克,大黄、血余炭各 15 克,研细末,每次 9 克,用栀子、牡丹皮 15 克,煎汤送服,每日 2～3 次,用于大咯血。

3) 新鲜童便 1 碗,生藕汁 1 碗。调匀后缓缓服下,每日 1 次。童便须取 10 岁以下健康男童的新鲜中段尿。晋代《劳极论》称童便"降火甚速,止血甚神"。藕汁可止血,活血化瘀,此乃急救良方。

2. 饮食调养　饮食忌辛辣,多食清淡之品。

(1) 银耳 9 克,百合、北沙参各 12 克,冰糖适量,水煎或放入碗内隔水蒸服。用于肺阴不足干咳咯血患者。

(2) 猪蹄 1 只,茜草 50 克,大枣 10 枚,先将猪蹄煮成八成熟,加入茜草、大枣共煮。适用于脾虚不摄之证。

(3) 核桃仁 15 个,烧炭存性,研末,空心温酒调服。适用于肾虚封藏不固的出血证候。

3. 起居调养　注意气候寒温变化,及时增减衣被以防外感;吐血、咯血后每次用淡盐水或银花甘草液漱口,保持口腔清洁,及时清除排出物;更换污染的被褥,做好皮肤护理防止压疮发生。

第八节　溶血性贫血

【疾病概述】

溶血性贫血是由于红细胞本身的内在缺陷和红细胞外部因素等各种原因所致红细胞破坏速率增加（寿命缩短），超过骨髓造血的代偿能力而发生的贫血。临床表现可有头晕乏力、皮肤黏膜苍白、胸闷心悸、气促、头晕、耳鸣、倦怠、记忆力减退、食欲不振、恶心、腹胀、低热等贫血临床表现，也可引起血红蛋白尿、寒战、发热、腰酸背痛等表现。按溶血过程持续的时间和溶血的严重程度，有慢性溶血及急性溶血两大类。慢性溶血伴长期高胆红素血症，可并发胆石症和肝功能损害。急性溶血发病急骤，短期大量溶血引起寒战、发热、头痛、呕吐、四肢腰背疼痛，后出现血红蛋白尿，严重时甚至发生明显衰竭或休克。

中医病证按照本病的证候及其演变不同阶段有不同的名称。急性发病，以身黄、目黄等黄疸为主要症状，属于"黄疸"范畴。以头晕乏力、面色苍白、神疲体倦等气血亏虚症状为主要症状，属于"虚劳""血虚"范畴；病以腹部积块明显为主要症状，属于"积聚"范畴。溶血性贫血发病多由于先天禀赋不足，后天饮食劳倦，起居不节，失于调养，而致脾肾两亏，精血生化乏源，三焦失运，水湿内聚运化不利，或外感时邪入里化热，或劳倦过度损伤脾气，或七情过激气机逆乱，或用药不当伤正助邪等，导致湿热相搏，伤及气血，熏蒸发黄，脉络受损或兼瘀血的正虚邪实之候。

【养生指导】

一、发病前预防

溶血性贫血的病因有两大类：①红细胞内在缺陷所引起的

沪上中医名家养生保健指南丛书

溶血,此多为遗传性疾病。②红细胞外在因素也可引起溶血,常见免疫性因素引起免疫性溶血,如自身免疫性溶血性贫血、新生儿溶血等;非免疫因素引起的溶血性贫血诱因则包括人工心脏瓣膜置换、剧烈活动、烧伤等物理创伤性;疟原虫、严重细菌和病毒感染等生物因素;化学物质(包括药物)和毒物;后天红细胞酶缺陷所致溶血病等其他非免疫因素。

1. 定期检查,早期诊断 注意有无家族遗传疾病史,有家族成员患有遗传性溶血性贫血疾病,应加强筛查。

2. 积极治疗原发病 自身免疫性溶血性贫血者,有可能继发于系统性红斑狼疮、类风湿关节炎、干燥综合征等免疫系统疾病,恶性淋巴瘤、慢性淋巴细胞性白血病等血液系统肿瘤,病毒感染性疾病,免疫缺陷性疾病等。积极治疗及控制原发病。

3. 参加体育锻炼,增强体质,提高抵抗 由于先天不足或素体虚弱,容易发生本病。细菌或病毒感染、持久的重体力劳动、剧烈运动、疲劳、精神紧张、外伤、心脏瓣膜置换等外科手术、输血等,是引发疾病的重要诱因,应适当参加体育锻炼,增强体质,提高抵抗力,避免外感。

4. 注意保暖,避免寒冷 寒冷环境可能会使部分自身免疫性溶血性贫血患者病情加重,可表现为末梢肢体发绀、雷诺现象,肢体加温或天气转暖后缓解。注意保暖,防止诱发或加重溶血症情。

5. 避免接触诱发溶血的物品 细胞葡萄糖-6-磷酸脱氢酶(glucose-6-phosphate dehydrogenase, G-6-PD)缺乏者在摄食蚕豆或酱油、粉丝等蚕豆制品后会发生急性溶血性贫血。G-6-PD 缺乏的婴儿可因吮吸食蚕豆母亲的乳汁而发病,因此该疾病人群应注意勿食用蚕豆及蚕豆制品。部分具有氧化性的药物也可能诱发急性溶血,如伯氨喹、奎宁等抗疟药,安替比林、阿司匹林、呋喃妥因等解热镇痛药物,磺胺类药物,亚甲蓝等。G-6-PD 缺乏者应医师指导下服用该类药品。G-6-PD 缺乏的新生儿穿有樟脑丸气味的衣服也可诱发贫血,注意避免接触带有樟脑气体的物品。

6. 合理饮食,注意营养　饮食不节,酗酒,饥饱无常,或劳伤太过,损伤脾胃,以致运化功能失常,湿浊内生,湿热熏蒸于肝胆,肝气郁滞,疏泄失司,胆汁不循常道,熏染肌肤而发生黄疸。慢性溶血者,常伴有长期高胆红素血症,易并发胆石症和肝功能损害,因此饮食宜清淡,避免过于油腻、高脂食物长期摄入。

7. 起居有常,调节情志　过度劳累、剧烈活动均可能诱发或加重溶血性贫血症情。注意休息,生活规律,房事有节,避免耗伤肾精。保持愉快的情绪,积极乐观,避免暴怒、过度忧思、惊恐,防止影响肝脾肾等脏腑功能。

8. 药物预防

(1) 维生素 E:维生素 E 是细胞膜上重要抗氧化剂。维生素 E 缺乏时红细胞膜上的多价不饱和脂肪酸(polyunsaturated fatty acid, PUFA)发生过氧化反应,红细胞容易发生溶血。适量补充维生素 E 可稳定红细胞膜,减少溶血的发生。

(2) 中成药

健脾资生丸:每次 9 克,每日 2～3 次,米汤或温开水送服。适用脾胃虚弱,神疲乏力者。

黄精丸:蜜丸剂,每粒 9 克,每次半粒,每日 2 次,温开水送服。适用面色萎黄,腰膝酸软,自汗盗汗者。

归芍六君丸:水丸剂,每 40 粒重 3 克,成人每次 9 克,儿童用量酌减,每日 2 次,温开水送服。适用体倦乏力,不思饮食,便溏,气血两虚者。

二、发病后养护

溶血性贫血是一组异质性疾病,治疗因病而异。但主要治疗原则还是以去除病因,予免疫抑制剂、输血等治疗。对于发生在脾脏的溶血性贫血或糖皮质激素反应不良的自身免疫性溶血

沪上中医名家养生保健指南丛书

性贫血,可予切脾治疗缓解病情。

1. 药物调治 对于某些免疫性溶血性贫血者,可采用糖皮质激素治疗。环孢素和环磷酰胺对某些糖皮质激素治疗无效的自身免疫性溶血性贫血可能有效。慢性溶血易导致叶酸消耗增加,宜适当补充叶酸。长期依赖输血的患者可造成血色病,可采用铁螯合治疗。

中医治疗溶血性贫血,根据患者黄疸、贫血、兼有肝脾不同程度肿大等临床表现及证候特点,分别辨为湿热内蕴、气血两虚、脾肾亏虚、瘀血阻络等。治疗采用补益脾肾,调达肝木,清利湿热等原则。

(1)湿热内蕴型

症状:目黄、身黄、尿色如茶,或兼发热,口渴不思饮,腰背酸痛,大便干结,或兼头晕乏力,气短,心悸,舌淡,苔黄腻,脉濡数或细者。

治宜:健脾化浊,清利湿热。

方药:茵陈蒿15克,山栀子15克,生大黄3克,黄芩15克,连翘15克,陈皮6克,薏苡仁15克,炒白术15克,佛手6克,黄芪15克,蒲公英15克,蛇舌草15克,茯苓15克,炙甘草6克。

(2)气血两虚型

症状:面色萎黄或㿠白,头晕乏力,心悸气短,神疲懒言,自汗,唇白,舌淡,舌体胖,边有齿痕,苔薄白或薄黄,脉细者。

治宜:补益气血,清利湿热。

方药:党参15克,白术15克,黄芪15克,茯苓15克,当归15克,白芍15克,熟地黄15克,川芎12克,阿胶6克(烊),茵陈15克,炒黄芩12克,虎杖根15克,泽泻15克。

(3)脾肾亏虚型

症状:面色㿠白,头晕耳鸣,纳少便溏,腰膝酸软,自汗盗汗,遗精阳痿,女子月经不调,畏寒肢冷,五心烦热,舌体胖,边有齿痕,苔白,脉沉细弱者。

治宜:健脾补肾,清利湿热祛瘀。

方药:党参 15 克,当归 15 克,枸杞子 9 克,杜仲 15 克,山茱萸 15 克,熟地黄 15 克,山药 15 克,白术 15 克,茯苓 15 克,泽泻 15 克,茵陈 15 克,虎杖根 15 克,萆草 15 克,炙甘草 9 克。

(4) 瘀血阻络型

症状:头晕乏力,面色黧黑,肌肤甲错,腹部积块,舌淡或淡紫,可见瘀斑瘀点,苔薄白,脉弦滑或沉弦者。

治宜:调补气血,活血祛瘀。

方药:当归 15 克,牛膝 15 克,红花 6 克,生地 15 克,桃仁 6 克,枳壳 6 克,赤芍 12 克,柴胡 6 克,桔梗 6 克,川芎 9 克,党参 15 克,炒白术 15 克,茯苓 15 克,熟地黄 15 克,虎杖根 15 克,茜草根 15 克,炙甘草 9 克。

(5) 中成药

黄疸茵陈冲剂:每次 1 包,每日 2 次。适用于湿热内蕴型溶血性贫血患者。

八珍丸:每丸 6～9 克,每次 1 丸,每日 2～3 次。适用于气血两虚型患者。

血府逐瘀丸:蜜丸剂,每丸 9 克,每次 1 丸,每日 2 次,空腹红糖水或温开水送服(孕妇忌用)。适用于瘀血阻络型溶血性贫血患者。

2. 饮食调养 合理饮食,不宜长期摄入过于油腻、肥厚食物。蚕豆病患者忌食用蚕豆或蚕豆制品。忌烟酒、辛辣及过于生冷损伤脾胃的食物。也可选以下膳食方药。

(1) 八仙糕:人参、山药、莲子肉、芡实、茯苓各 100 克,糯米、粳米各 250 克,白糖 75 克。人参、山药、莲子肉、芡实、茯苓共为细末,糯米、粳米共为粉,合上药末拌匀,白糖入开水中溶化,共为羹剂,摊铺笼内,切成条状,蒸熟,再于文火烘干,密封收藏,每日早晚空腹用开水泡数条食用。适用于脾胃虚弱,神疲乏力者。

(2) 首乌粳米粥：制首乌 60 克，红枣 3～5 枚，粳米 100 克。先以制首乌煎取浓汁去渣，加入红枣和粳米煮粥，将成，放入红糖适量，再煮沸即可，热温服。可调肝补肾，养血理虚。

(3) 十全大补汤：党参 10 克，炙黄芪 10 克，熟地 15 克，白术 10 克，炒川芎 6 克，当归 15 克，白芍 10 克，茯苓 10 克，炙甘草 6 克，黑鱼 50 克，猪肉 500 克，生姜 30 克，食盐、味精适量。将以上中药装入洁净纱布袋里，生姜拍破后，猪肉、黑鱼一起放入锅内，放水适量烧煮，置武火上烧沸后改用文火煨炖，待猪肉熟烂时即可。捞出药袋不用，食肉喝汤。适用于气血两虚患者。

(4) 凉拌金针木耳：金针菜 50 克，黑木耳 8 克，鸡汤半杯，盐、糖、味精适量，麻油少许。金针菜、黑木耳分别沸水浸开，去杂洗净，再用鸡汤、盐、味精、麻油拌匀食用。适用于肝郁湿热兼有血瘀者。

(5) 茵陈西瓜汁：西瓜 1 只（约 3 000 克），茵陈 40 克，糖适量。西瓜瓤榨汁；茵陈加水 300 毫升，煎煮 30 分钟，取汁；西瓜汁与茵陈汁相混，加糖适量。可清热、利湿、退黄。

3. 起居调养 发病初期即应注意卧床休息，切勿劳累，缓解期后可适当参加体育活动，如散步、太极拳、静养功等。保持心情愉快舒畅，肝气条达利于疾病康复。饮食注意避免诱发溶血的食物，应食用富含营养而易消化的食物，以健脾和中；忌食辛辣、油腻、酒热之物，以防湿热内生，碍脾运化。西药中的氧化类药物如抗疟药、磺胺类、某些解热镇痛药物均可能诱发溶血，尽量避免使用，必要时医嘱下使用。溶血新生儿应尽量避免接触带有樟脑气体的物品，防止溶血加重。注意保暖。继发性溶血性贫血患者注意原发病积极治疗及控制。密切观察病情变化，若出现黄疸加深、血红蛋白尿、乏力头晕加重等症状，多提示病情反复甚至进展，均须尽快就医。

4. 针灸疗法 胁痛腹胀，黄疸，口苦，乏力，湿热内蕴：可取期门、日月、肝俞、胆俞、阳陵泉、太冲、丘墟，疏肝理气，清利湿热等。

　　脘腹胀满，口淡食少，恶心，肢体困倦，脾气虚弱夹湿：可取穴中脘、章门、脾俞、胃俞、足三里、阴陵泉等。

 第九节　阵发性睡眠性血红蛋白尿

【疾病概述】

　　阵发性睡眠性血红蛋白尿是一种后天获得性造血干细胞基因突变引起的溶血性疾病。往往由于慢性血管内溶血导致血细胞减少，临床表现为与睡眠有关的、间歇发作的血红蛋白尿，可有全血细胞降低或反复血栓形成。中医按照本病的证候及其演变的特点，有不同的归属。急性起病，以黄疸为主要症状，属于"黄疸"范畴。有因小便酱油色或浓茶色，归为"尿血"范畴。起病缓慢，病程较长，面色苍白，神疲乏力，头晕眼花，属于"虚劳"范畴；若有腹中积块，日久不移，属于"虚劳癥积"。

　　本病的病因尚不清楚。目前认为患者的骨髓因受到某种有害因素的损伤，造血干细胞发生基因突变，并在某些情况下呈克隆性增殖，导致血细胞膜糖肌醇磷脂锚连蛋白缺失，主要为补体调节蛋白 CD55、CD59，此类红细胞对补体敏感而发生溶血。

　　中医学认为，主要因为先天禀赋薄弱，肾精亏虚；后天脾胃不足，运化失常；感受外邪，如外感寒邪或湿邪等，化生湿热，或因情志所伤，肝失疏泄，肝脾不和，或因房劳过度，耗伤肾精，先天之精不足，后天之血亏虚，精血俱虚，久而不复，而成"虚劳"之证。脾肾亏虚，气血不足，气虚则推动血脉运行无力，瘀血内停，阻滞血脉，着而成积，而见肝脾大，形成"虚劳癥积"。湿热交蒸，肝胆失疏，胆汁外溢，浸淫肌肤，而发生"黄疸"。湿为阴邪，易阻滞气机，气滞血瘀，湿热瘀毒下注膀胱而见小便酱油样尿或浓茶尿。瘀血湿热互结于胁下，逐损气血，耗伤阴精，正气愈虚，瘀结

沪上中医名家养生保健指南丛书

愈甚,经久难愈,易变成难治之症。

阵发性睡眠性血红蛋白尿的主要病变在肾,多与肝、脾、心、肾相关。肾为真阴所居,藏精生髓,髓为血海,由于肾阴亏虚致使精亏血虚,心火不降,更耗肾阴。本病主脏在肾,虚损及肝,则肝肾阴虚;若肾阳虚则脾失温煦,气血精髓失其化源,常见脾肾俱损,气血亏虚。

阵发性睡眠性血红蛋白尿以慢性者居多,起病大多缓慢,主要的首发症状为贫血。贫血常为中重度贫血。最常见慢性贫血症状,如乏力头晕、面色萎黄、心悸气短、耳鸣眼花、口唇色淡、耳郭苍白及甲床色淡等。由于长期血管内溶血,部分患者皮肤有含铁血黄素沉着,呈苍白带暗褐色,病程长者更为明显。其次,阵发性加重或发作性血红蛋白尿是本病最典型的症状,典型的血红蛋白尿呈酱油色,或葡萄酒色,或浓茶色。部分血红蛋白尿发作频繁者人,起病可以较急,发作严重时,少数患者可有腰酸、四肢酸痛、食欲减退、发热、恶心呕吐、排尿困难、尿不尽感、尿道刺痛、膀胱区刺痛。细菌或病毒感染、不明原因发热、过食酸性食物、剧烈运动、过度疲劳、精神紧张、外伤骨折、外科手术、输血等,是血红蛋白尿发作的常见诱因。由于溶血,在病程中可以出现黄疸,黄疸多为轻度或中度。其他出血表现为牙龈渗血、鼻腔渗血及皮肤出血点等轻中度出血;可有肝脾大。

阵发性睡眠性血红蛋白尿常见的并发症是血栓形成,也是最主要的死亡原因。血栓发生在单一部位者多,多发者少,浅表部位血管多,累及重要脏器者少。最常见的血栓发生在下肢静脉,其次为脑血栓形成,少数见于门静脉或肠系膜,严重者出现肺栓塞。极个别并发心肌梗死、脑梗死。

阵发性睡眠性血红蛋白尿患者中约20%与再生障碍性贫血相互转化,绝大部分为再生障碍性贫血过程中或痊愈后经过一段时间转为阵发性睡眠性血红蛋白尿,称为阵发性睡眠性血红蛋白尿-再生障碍性贫血综合征。另外,个别阵发性睡眠性血

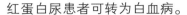

红蛋白尿患者可转为白血病。

中医治疗阵发性睡眠性血红蛋白尿,根据患者以血红蛋白尿及黄疸为主,还是以贫血、肝脾大为主等不同情况,分别辨为脾肾气虚、肝肾阴虚、湿热蕴结、肾虚血瘀。治疗采用补益脾肾、滋肾养肝、清热利湿、活血化瘀等。

【养生指导】

虽然本病病因不明,但总属于体质不强,感受外邪,情志或饮食失调,接触理化毒物等。

阵发性睡眠性血红蛋白尿的养生指导原则:参加体育锻炼,增强体质,饮食均衡,注意营养,调畅情志,避免过度忧思,注意休息及避免外感。

一　发病前预防

1. 参加体育锻炼,增强体质　由于体质薄弱,容易发生本病。细菌或病毒感染、不明原因发热、过食酸性食物、剧烈运动、过度疲劳、精神紧张、外伤骨折、外科手术、输血等,是引发疾病的重要诱因。应参加体育锻炼,避免外感,减少疾病发生。

2. 合理饮食,劳逸结合　饮食不节,如酗酒过度,饥饱无常,或劳伤太过,皆能损伤脾胃,以致运化功能失常,湿浊内生,湿热熏蒸于肝胆,胆汁不循常道,熏染肌肤而发生黄疸。因此,平时合理饮食,注意营养,不能过食酸性食物,并劳逸结合。

3. 药物预防

(1) 体虚者,若反复感冒,气虚不固:可选用黄芪 15 克,防风 10 克,白术 15 克,大枣 7 枚,每日 1 剂,煎汤服用。

(2) 脾胃虚弱,胃口不佳:可选用香砂六君子丸,每次 8 丸,每日 3 次,温开水送服。

(3) 体质不强,腰酸口干:可选用六味地黄丸,每次 8 丸,每日 3 次,温开水送服。

沪上中医名家养生保健指南丛书

（4）气血两虚，失眠多梦：可选用归脾丸，每次 8 丸，每日 3 次，温开水送服。

二、发病后养护

分为发作期和缓解期两部分。发作期通常指疾病初期，有阵发性血红蛋白尿、乏力头晕、腰酸腿痛、肝脾大等表现；缓解期一般没有血红蛋白尿，乏力头晕、少气懒言、心慌气短等表现。应该积极寻找诱发原因，如是否存在感染、劳累、药物（解热镇痛药、铁剂、某些抗生素等）等易发因素存在，是否处于怀孕、手术、月经来潮等状态，是否因输血、情绪异常等诱发。若存在上述因素，即应终止切断；若未发现上述因素时，应尽量避免。

1. 药物调治　治疗用药原则，发作期注意补虚与清热利湿活血兼顾，缓解期重在补虚和活血。

（1）发作期的治疗

1）阵发性血红蛋白尿为主要表现，兼有目黄身黄

治宜：清热利湿，养血活血。

方药 1：水牛角 30 克（先煎），茵陈 30 克，茯苓 15 克，白术 15 克，栀子 10 克，大黄 10 克，生地 15 克，丹皮 15 克，丹参 10 克，芍药 15 克。每日 1 剂，煎服。

方药 2：益母草 30 克，白花蛇舌草 30 克，白茅根 30 克，茵陈蒿 15 克，小蓟 15 克。每日 1 剂，煎服。

2）阵发性血红蛋白尿为主要表现，兼有乏力头晕

治宜：健脾清热化湿，益气养血活血。

方药 1：黄芪 30 克，当归 12 克，党参 12 克，白术 10 克，茯苓 15 克，甘草 10 克，茵陈 15 克，丹参 15 克。每日 1 剂，煎服。

方药 2：黄连 10 克，黄芩 10 克，黄柏 10 克，大黄 6 克，栀子 10 克，当归 15 克，川芎 10 克，赤芍 12 克，甘草 5 克。每日 1 剂，煎服。

中成药可选用金匮肾气丸或归脾丸，每次 8 丸，每日 3 次，

温开水送服。

宜使用肾上腺皮质激素控制或减缓溶血发作,溶血严重者,及时给予静脉补液,并碱化尿液防止肾脏损害。骨髓增生低下、有中重度血细胞减少者,给予雄性激素以促进正常造血,提高血红蛋白水平,在应用雄性激素过程中应注意其对肝功能有损伤。

(2) 缓解期的治疗

1) 肝肾阴虚

症状:面色苍白,周身乏力,心慌气短,潮热盗汗,五心烦热,腰膝酸软等。

治宜:滋补肝肾,养血活血。

方药:熟地黄 20 克,枸杞子 15 克,龟甲 15 克,菟丝子 15 克,淮山药 15 克,山茱萸 10 克,女贞子 15 克,旱莲草 15 克,黄芪 30 克,牡丹皮 12 克,当归 10 克。每日 1 剂,煎服。

2) 脾肾阳虚

症状:面色苍白,神疲乏力,少气懒言,心慌气短,头晕耳鸣,纳差,腰膝酸软,怕冷便溏等。

治宜:温补肾阳,益气养血。

方药:党参 15 克,黄芪 30 克,淫羊藿 10 克,补骨脂 15 克,肉桂 6 克(后下),熟地黄 20 克,怀山药 15 克,当归 10 克,菟丝子 15 克,山茱萸 20 克,鹿角胶 10 克(烊)。每日 1 剂,煎服。

3) 瘀血阻络

症状:面色苍白或晦暗,周身乏力,活动后心慌气短,腹部积块,或有肌肤甲错等。

治宜:活血化瘀,益气通络。

方药:当归 10 克,生地黄 10 克,红花 10 克,桃仁 12 克,党参 12 克,枳壳 6 克,赤芍 6 克,柴胡 6 克,川芎 6 克,川牛膝 12 克,黄芪 30 克,鳖甲 15 克。每日 1 剂,煎服。

4) 中成药

复方皂矾丸:每次 9 粒,每日 3 次,温开水送服。

养血饮口服液：每次 10 毫升，每日 2 次，温开水送服。

有栓塞并发症者可配合丹参注射液、川芎嗪注射液、血塞通注射液等静脉滴注。

2. 饮食调养 平时合理饮食，注意营养，适当补充蛋白质饮食，但不能过食酸性食物，应忌烟酒、辛辣发物，忌高粱肥甘生湿之品。由于蚕豆诱发黄疸，故不宜食用。可选用以下膳食方药。

（1）枸杞子 20 克，大枣 50 克，山药 20 克，花生米 20 克，小米 50 克，加水煮粥食用。适用于阵发性睡眠性血红蛋白尿发作期、缓解期见面色苍白、乏力、纳差者。

（2）乌鸡 1 只，龙眼肉 50 克，砂仁 15 克，加水适量，加盐油调味，文火炖 2 小时，饮汤食肉。适用于阵发性睡眠性血红蛋白尿缓解期气血两虚者。

（3）将健康产妇娩出的新鲜胎盘用清水洗净，反复浸漂，置砂锅内煮至漂浮水面为度，取出放在新瓦上用文火焙干，再研成细末，装胶囊。吞服，每次 2 克，每日 2 次。可补肾养精，益气养血，用于缓解期气虚肾虚者。阴虚火旺者不宜服用。

（4）鲜藕 200 克，莲子 60 克，加糯米 100 克、红糖适量，放入砂锅内，加水煮成稠粥，每日 2～3 餐温服。有调和血脉、和胃止血、宁心安神之功。

3. 起居调养 注意保持室内卫生，避风寒，节劳作，积极预防呼吸道感染、肠道感染及其他感染，避免引发本病的诱发因素，减少血红蛋白尿的发生。少食辛辣食品，以免耗气伤阴；不可过食油腻，以防湿热内生。戒烟酒，烟酒中的某些化学物质可影响造血，有些可诱发突变。尽量不用可能诱发溶血发作的酸性过高的食物、药物及西药中某些解热镇痛药物等。节房事，勿房劳过度，应少生少育，以免耗损肾精。

保持乐观情绪，避免精神紧张、激动及悲观失望，对疾病的康复是非常重要的。

4. 推拿疗法 肝肾阴虚者,取仰卧位,采用揉拿手三阴法,点按三阴交、血海、复溜、太溪,壮水制火,补益肝肾,清热滋阴,凉血止血。

第二章
白细胞疾病

 第一节　白细胞减少症和
　　　　　粒细胞缺乏症

✚【疾病概述】

　　成人外周血白细胞计数持续＜4×10^9/L 时称为白细胞减少症，主要为中性粒细胞减少。外周血中性粒细胞绝对值成人＜1.8×10^9/L、儿童＜1.5×10^9/L、婴儿＜1×10^9/L 时称为粒细胞减少症。中性粒细胞绝对值＜0.5×10^9/L 时称为粒细胞缺乏症。

　　引起白细胞减少或粒细胞缺乏的原因有很多，急性感染、血液病、脾大类疾病、结缔组织病、过敏性疾病等均可出现白细胞减少，婴儿或小儿还可以出现遗传性、先天性或体质性的粒细胞减少，另外还有获得性或原因不明的粒细胞减少。其发病机制主要包括骨髓内粒细胞破坏过多（分为免疫性及非免疫性两类）或周围循环粒细胞分布异常或由复合机制所引起。

　　根据中医证候及其演变特点，本类疾病可分属于不同的中医疾病。慢性白细胞减少症大多起病缓慢，病程较长，常见虚衰诸症，属于"虚劳"范畴；若兼见劳热日久，不易骤退者，称为"虚劳伏热";若兼见胁下积块,日久不移者,称为"虚劳癥积"。粒细胞缺乏症多起病迅速,常见热盛邪实诸症,归属于"温热病"范畴;若兼见咽喉肿痛、口糜舌痛之热毒诸症,称为"温毒病";若热势缠绵,兼见黄疸,证属脾湿内蕴者,则归属于"湿热病"。

✚【养生指导】

本病起病缓慢者,多属正虚,主要为肾精亏虚,但又有偏于肾阴虚、肾阳虚或肾阴阳两虚之不同。若日久不愈,常因虚生邪,以致实火、痰湿、瘀血内生,更损其本,正虚加重。若本病起病急剧者,多为热毒、火毒、湿毒、药毒内侵,损伤脏腑,内耗精气,表现为粒细胞缺乏。

本病养护的重点包括两个方面,一是要调养身体,增强体质,提高正气抗邪能力;二是要适寒温,洁饮食,避免病邪侵害。

一、发病前预防

1. 坚持体育锻炼,增强体质　增强体质,扶助正气,是有效抗击病邪侵犯的关键所在。正所谓"正气存内,邪不可干,病安从来?"体育锻炼是增强身体素质的根本方法。参加体育锻炼不可一曝十寒,也不可强度过大,贵在坚持,贵在适度。散步、慢跑、骑自行车、太极拳、八段锦、五禽戏、易筋经等慢节奏健身项目均适合白细胞减少症患者。应根据自己年龄和自身情况,挑选适合自己的锻炼项目,并长期坚持下去。

2. 注意饮食卫生,合理膳食　为预防病从口入,应该养成良好的饮食卫生习惯。饭前便后洗手,不吃不清洁及腐败变质食物,不贪凉饮冷。饮食规律,应做到全面、营养、均衡,不偏不嗜。

3. 防止病邪侵害　根据四时气候的变化及时增减衣物,避免忽冷忽热,防止六淫外邪入侵机体。流感季节避免接触感冒患者。避免接触化学毒物、射线照射。谨慎服用能够引起白细胞减少的药物。

4. 药物预防

（1）精气虚乏，阴血亏损，症见神疲乏力、食欲减退、健忘失眠、头晕耳鸣：可选用健延龄胶囊，每次4粒，每日2次，口服。填精髓，养气血，调脏腑，固本元，提升白细胞计数。

（2）气血亏虚，痰浊内蕴，症见面色萎黄，头晕头昏，四肢倦怠，食欲不振：可选用螺旋藻胶囊，每次4粒，每日3次，口服。益气养血，化痰降浊。

（3）气血亏虚，阴津不足，症见头晕，倦怠，口干：可选用银耳孢糖胶囊，每次4粒，每日3次，口服。益气和血，滋阴生津，扶正固本。

二、发病后养护

本病治疗依据邪正关系而定。慢性白细胞减少初期，以本虚为主，治宜扶正治本，侧重补益脾胃，以调气血。病程中见脾肾俱虚，以培补脾肾为主，调治脏腑气血阴阳。若本病初起见有邪实，多为夹杂，宜先祛邪，后扶正，或祛邪扶正兼施。

急性粒细胞缺乏患者，以邪实为主，因外感温热邪毒乘虚入侵，宜根据邪之微甚进行治疗。病邪甚者，治宜透泄清热，或清营凉血为主，兼以扶正达邪。病邪微者，治宜清泄气热与固护正气并重。

1. 药物调治

不明原因或各种致病微生物感染、多种药物、化学物质中毒、放射线损伤所导致的白细胞减少，若能消除其病因，经中医药或中西医结合治疗，常可收到较为满意的疗效。但粒细胞缺乏症极易继发感染，中医药难以在短期内收效，须在使用粒细胞集落刺激因子治疗的基础上，中药施以扶正固本、调理脾肾的单方或复方，如选用人参、黄芪、冬虫夏草之类，则有助于增强粒细胞集落刺激因子的功效，保持和发挥中药疗效的稳定性。

（1）急性期治疗

1）少阳气分证

症状：高热弛张，寒热往来，齿龈肿痛，口咽糜烂，或口苦咽干，或胸胁苦满。

治宜：和解少阳，清泄热毒。

方药：柴胡10克，黄芩15克，黄连6克，黄柏12克，山栀6克，金银花15克，蒲公英30克，连翘15克，生甘草6克。水煎，每隔4小时服1次，每日服2剂。

中成药可选用柴胡口服液，每次10～20毫升，每日3次，口服。

2）气营两燔证

症状：壮热，有汗不解，寒战头痛，咳嗽痰少，口渴溃烂，极度乏力，心烦不安，甚至神志模糊。

治宜：泄解肺胃，清营透气，兼以扶正托毒。

方药：薄荷10克（后入），杏仁10克，生石膏15克（先煎），知母10克，生甘草3克，细辛，水牛角30克（先煎），豆豉10克，丹参10克，麦冬10克，桔梗5克，山栀10克，牛蒡子10克，西洋参5克。水煎，频频呷服，不拘次数。

中成药可用5%葡萄糖注射液500毫升加入清开灵注射液40毫升静脉滴注。或用安宫牛黄丸口服，每日1～2丸。

（2）慢性期治疗

1）心脾两虚

症状：乏力气短，食少便溏，心悸失眠，兼汗出畏风或头晕目眩，面色萎黄。

治宜：益气健脾，养心生血。

方药：黄芪10克，党参10克，白术10克，当归10克，龙眼肉10克，酸枣仁10克，茯神10克，远志6克，大枣15克，甘草10克。每日1剂，水煎服。

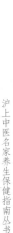

2）脾肾阴虚

症状:乏力气短,头晕目眩,低热盗汗,胁肋隐痛,或肢体酸软,或大便干结,或月经量少,面萎少华。

治宜:健脾益肾,补养精血。

方药:党参 10 克,山药 10 克,白术 10 克,炙甘草 10 克,黄精 10 克,熟地 10 克,山萸肉 10 克,枸杞子 10 克,杜仲 10 克,牛膝 10 克,女贞子 10 克,当归 10 克,白芍 10 克。每日 1 剂,水煎服。

3）肝肾阴虚

症状:头晕目眩,耳鸣如蝉,腰膝酸软,五心烦热,潮热盗汗,口干咽燥,或虚烦少寐,或梦多遗精,或胁肋隐痛,或月经先期,形证消瘦,两颧潮红。

治宜:滋肾养肝,益精填髓。

方药:熟地 10 克,枸杞子 10 克,山萸肉 10 克,鹿角胶 10 克(烊),鳖甲 10 克,菟丝子 10 克,白术 10 克,怀山药 10 克,甘草 10 克,怀牛膝 10 克,牡丹皮 10 克。每日 1 剂,水煎服。

4）脾肾阳虚

症状:形寒肢冷,食少便溏,腰膝冷痛,小便频数,下肢水肿,神疲自汗,或头晕肢软,或脘腹冷痛,面白虚浮,形体肥胖。

治宜:温补脾肾,助阳益髓。

方药:黄芪 10 克,桂枝 10 克,白芍 10 克,鹿角胶(烊)10克,熟地 10 克,山萸肉 10 克,枸杞子 10 克,补骨脂 10 克,肉桂 10 克,菟丝子 10 克,生姜 10 克,甘草 10 克,大枣 15 克。每日 1 剂,水煎服。

5）正虚血瘀

症状:乏力纳少,心悸气短,畏寒肢冷,头晕耳鸣,腹胁积块,腰膝冷痛,或胁下胀痛,或鼻齿衄血,或午后低热,或月经量少、经闭,面色晦暗,肌肤甲错。

治宜:益气补肾,活血化瘀。

方药:党参 10 克,黄芪 30 克,白术 10 克,熟地 10 克,当归 10 克,川芎 5 克,肉桂 3 克,仙灵脾 10 克,补骨脂 10 克,桃仁 10 克,红花 8 克,柴胡 10 克,白芍 10 克,陈皮 5 克,甘草 3 克。每日 1 剂,水煎服。

6) 中成药:贞芪扶正胶囊,每次 4 粒,每日 3 次,口服。

2. 饮食调养　白细胞减少症和粒细胞缺乏症的饮食调养总以补益为原则,旨在扶助正气,消除病邪,促进粒细胞恢复。

(1) 牛筋血藤骨脂汤:牛蹄筋 50 克,鸡血藤 30～50 克,补骨脂 10～12 克洗净后,加水煎煮约 1 小时至筋烂,取汁服用。功效补益肝肾,填精养血,适用于白细胞低下,贫血等症。

(2) 龙眼花生:龙眼肉 10 克,连衣花生米 15 克,加盐适量,煮熟服食。功效补血益气,健脾养心,适用于白细胞减少。

(3) 灵芝甜酒:灵芝 50 克切条,浸入粮食酒 1 000 克中,兑入蜂蜜 20 克,密封,浸 15～30 天,每日服用 10～15 毫升。具有提升白细胞之功效,适用于因化疗、放疗引起的白细胞减少症。

(4) 香肉粥:香菇 60 克切丝,牛肉 30 克切丁,粳米 50 克洗净,加水 1 000 毫升,煮至粥熟,再入猪油、姜、葱末、味精后煮 3 分钟即可食用。功效益气解毒,适用于白细胞减少症。

(5) 枸杞子羊肾粥:将羊肾 1 个剖开,去内筋膜,洗净,切碎;羊肉 60 克洗净切碎;煮枸杞子叶 250 克,取汁去渣。用枸杞子叶汁同羊肾、羊肉、粳米 100 克,葱白 2 茎煮粥,入盐调匀,稍煮,每日 2 次食用。功效益精血、补气血,适用于白细胞减少精血亏损,症见头晕无力者。

(6) 当归羊肉羹:羊肉 500 克洗净,当归 15 克,黄芪 25 克,党参 25 克装入纱布袋内,扎口,与葱、姜、盐、料酒一起放入铝锅,加水适量,置武火上烧沸,再用文火煨炖,直至羊肉熟烂即成。食用时加味精,食肉、喝汤。早晚各 1 次。功效养血补虚,适用于白细胞减少及各种贫血。

(7) 韭菜炒羊肝:将韭菜 150 克洗净切段,羊肝 200 克切薄片,姜切片,葱切节。锅内下入菜油,烧沸,下入羊肝,翻炒,待羊肝变色,下韭菜、葱、生姜、盐,再炒片刻,下入味精,起锅即成。可供佐餐,常吃。功效健胃温阳养血,适用于虚寒型白细胞减少症。

(8) 首乌当归鸡:将鸡肉 250 克,制首乌 25 克,当归 25 克,枸杞子 25 克一同入锅,加水适量,先武火烧沸,后文火炖至肉熟烂,加入常用佐料,即可食用。每日 1 次,2 次服完。功效补肝肾、益精气,适用于肝肾两虚之白细胞减少。

(9) 猪肚黄芪炖汤:将猪肚 1 具剖开洗净,黄芪 100 克布口袋包扎,与适量冰糖、猪肚一同入砂锅,加水适量,先武火,后文火,炖至猪肚烂即成。饮汤食肚,每日 1 次。功效益气生血,适用于气虚血亏之白细胞减少。

3. 起居调养 白细胞减少症患者因细胞免疫功能低下,以预防感染为调养关键。为增强机体抵抗力,应养成良好习惯,生活起居有规律。保持心境平和,情绪乐观。坚持锻炼身体,可练气功与太极拳,即可增强体质,亦有利于改善心理素质。气功和太极拳早晚可练一种,早晨以太极拳为宜,晚上以气功为宜,均以练后不疲劳为原则。

注意保持室内空气流通,随气候变化适时添撤衣物,注意避免忽冷忽热。流感流行季节不要去人群密集的公共场所,外出戴口罩。避免接触感冒患者。感冒时应及时寻求血液专科医师诊治,不要自行服用抗生素及各种感冒药物。

若条件许可,粒细胞缺乏症患者应居住在层流病房或清洁病房,并佩戴口罩,避免与他人接触。饮食以清淡、营养、易于消化食物为主,禁烟禁酒。避免精神紧张、激动或悲观失望,树立起战胜疾病的信心。

4. 验方

(1) 升白丸:补骨脂 30 克,淫羊藿 15 克,胎盘粉 15 克,女贞子 60 克,山萸肉 15 克,黄芪 30 克,大枣 30 克,当归 15 克,丹参 15 克,鸡血藤 60 克,三七粉 9 克,虎杖 30 克,制成丸药,每丸含生药 1.85 克。口服,每次 5 丸,每日 3 次。

(2) 石苇大枣汤:石苇 30 克,大枣 10 枚。每日 1 剂,水煎服。

 第二节　急性白血病

【疾病概述】

急性白血病是一种常见的造血组织肿瘤性疾病,由于造血干细胞呈克隆性增生,白细胞增殖能力增强而分化成熟受阻,导致白血病细胞在骨髓内聚集,正常造血细胞增殖受到抑制。白血病细胞在骨髓外浸润各器官、组织,引起一系列症状。临床上表现为贫血、出血、感染,不同程度的肝、脾、淋巴结肿大,胸骨压痛等症状和体征。根据急性白血病临床症状,属于正气不足,邪毒侵袭,致骨髓受损,正虚邪实。病情发展比较迅速,发热热势较高,伴有出血、口干、骨节酸痛等实邪表现,可归于"急劳"范围;以出血为主者,归属于"血证"范畴;以肝脾大为主者,归属于"积聚"范围;以淋巴结肿大为主者,可归属于"痰核""瘰疬"范围,也有称为"血癌病"。

根据急性白血病细胞形态学特征,可分为急性淋巴细胞白血病和急性髓细胞白血病。急性淋巴细胞白血病是由带有早期淋巴细胞分化标记的克隆性增生疾病,起源于骨髓。白血病细胞克隆可为 B 细胞,也可是 T 细胞。我国白血病的发病率为 2.76/10 万。急性白血病起病急,自然病程少于 6 个月,疾病发展凶险,常常并发高热、颅内出血等,导致死亡。

中医学认为,"急劳"是先天不足、禀赋薄弱之体,由于感受外邪、烦劳过度、饮食不节、疾病误治、药毒所伤、异常射线等,损伤患者骨髓,伤及气血,脏腑经络失于濡养,导致本病。故"急

沪上中医名家养生保健指南丛书

劳"的病机是正气不足,邪毒侵袭,致脏腑受邪,骨髓受损,正虚邪实,耗气伤阴,气血亏损。毒邪入里,内热熏蒸,热伤脉络,迫血妄行;邪毒侵袭营血,血热炽盛,阴伤血败,则见高热不退,故导致"热劳"、"急劳"。

急性白血病患者一般起病较急,有面色苍白,皮肤瘀斑,低热或间隙发热,不同程度的肝、脾、淋巴结肿大,胸骨压痛,骨节疼痛等症状和体征。根据表现如语言低微,倦怠自汗,头目眩晕,心悸气短,失眠多梦,面色萎黄,胁下癥积,瘰疬痰核,属于气血亏虚为主,兼有瘀毒蕴积证;乏力自汗,午后低热,咽干舌燥,潮热盗汗,心悸气短,胁下癥积,瘰疬痰核,舌红少苔,属于气阴两虚兼有毒瘀内蕴证;咽干口燥,五心烦热,潮热盗汗,腰膝酸软,心悸心烦,肌肤干燥,胁下癥积,瘰疬痰核,属于肝肾阴亏、毒瘀交织证;畏寒肢冷,腰膝酸软,自汗不止,心悸气促,关节寒痛,面色黯淡,胁下癥积,瘰疬痰核,舌淡苔白,脉象细弱,属于阳气虚弱、痰瘀互阻证。

急性白血病常见的并发症是出血、感染及骨骼和颅内浸润,也是最主要的死亡原因。出血常见部位皮肤、黏膜,严重者消化道、泌尿道出血,甚则颅内出血,并发弥散性血管内溶血。感染最常见部位为肺部,严重者发展为侵袭性真菌感染,或血行感染,并发感染性休克。部分患者出现骨骼疼痛,头痛呕吐,提示骨骼、颅内浸润。

中医治疗白血病,"急劳"的治疗大法以扶正祛邪为主。扶正包括益气养血,滋肾养阴,益肾补阳。祛邪包括清热解毒、活血化瘀、化痰散结。感受温毒,血热出血者,辅以清解邪毒,凉血止血。本病可在辨证论治的基础上选加解毒抗癌之品,如虎杖、半枝莲、白花蛇舌草、广豆根、雄黄、砒石、蟾酥、银花、连翘等,以及六神丸、牛黄解毒丸等治疗。

白血病发热表现为壮热口渴,大汗出,汗出不解,咽喉糜烂,皮肤疖肿,大便干结,小便黄赤,舌红苔黄,脉象洪大。宜先行治标,用清热解毒法。可选用清瘟败毒饮、黄连解毒汤。以低热为主,大多属于虚热,可分为阴虚内热与气虚发热两种。阴虚内热临床表现为午后潮热,或手足心热,口渴不欲饮水等,以清退虚热为法,宜选用青蒿鳖甲汤加减;气虚发热临床表现为无规则低热,伴有明显体倦乏力,心悸气短,自汗恶风等,治宜补中益气,甘温除热,宜选用补中益气汤加减。

【养生指导】

白血病发病可能与接触理化毒物有关。中医学认为禀赋薄弱,情志或饮食失调,感受外邪,药毒所伤等,导致脏腑功能失调,气血阴阳失衡,而生本病。故应注意机体内在平衡,宜饮食均衡,注意营养,调畅情志,避免过度忧思,熬夜失眠,滥用药物,避免接触毒物,避免接触射线。得病后,应尽早中西医结合治疗,取得缓解后,应巩固治疗,防止复发。加强调护,避免可能引起复发的因素,以防疾病复发和加重。

发病前预防

1. **避免暴露在射线环境中** 射线照射、氡等物质,可能诱发白血病。现代环境如新房、新车等存在射线、氡等物质,故应避免暴露在易感环境中。

2. **避免熬夜,不滥用药物** 《内经》曰"阴平阳秘,精神乃治"。经常熬夜,劳累失眠,饮食不节等,导致脏腑功能失调,气血阴阳失衡;疾病失治,滥用药物,损伤脾胃肾,以致运化功能失常,气血阴精亏损,导致疾病发生。故应劳逸结合,合理饮食,注意营养,避免熬夜,不滥用药物。

3. **药物预防**

(1) 体虚者,若反复感冒,白细胞偏低:可选用黄芪 15 克,防风 10 克,白术 15 克,陈皮 6 克,女贞子 15 克。每日 1 剂,煎汤服用。

（2）脾胃虚弱,失眠多梦:可选用党参 10 克,白术 10 克,茯苓 15 克,甘草 3 克,陈皮 6 克,黄芪 12 克,远志 6 克。每日 1 剂,煎汤服用。

（3）体质不强,腰酸口干:可选用六味地黄丸,每次 8 丸,每日 3 次,温开水送服。

（4）牙龈肿痛,口苦咽干:可选用黄连 3 克,山栀 10 克,大黄 3 克。每日 1 剂,煎汤服用。

二、发病后养护

分为急性期和缓解期两部分。急性期通常指疾病初期,即未缓解期。本病治疗采用化疗,化疗原则为联合药物诱导和缓解后早期强化及维持治疗。选择治疗方案应个体化。预后不好的患者,选择异基因骨髓移植。此时的养护注重避免感染,保持口腔、肛门清洁,有条件住洁净病房,避免交叉感染。

1. 药物调治　治疗用药原则,配合化疗,扶正应用益气养血,滋肾养阴,益肾补阳;祛邪包括清热解毒,活血化瘀,化痰散结。血热出血者,辅以清解邪毒,凉血止血。可在辨证论治的基础上选加解毒抗癌之品,如广豆根、雄黄、砒石、蟾酥等,以及六神丸、安宫牛黄丸等治疗。

（1）急性期的治疗

1）气血亏虚

症状:倦怠自汗,头目眩晕,心悸气短,失眠多梦,面色萎黄,胁下癥积,瘰疬痰核,苔薄舌淡暗红,脉细弱。

治宜:健脾养血,利湿解毒。

方药:党参 12 克,白术 10 克,茯苓 12 克,当归 10 克,虎杖 15 克,白花蛇舌草 30 克,半枝莲 30 克,龙葵 15 克,莪术 10 克,地鳖虫 10 克,半夏 15 克,胆南星 15 克,浙贝母 15 克,甘草 6 克。每日 1 剂,煎服。

2) 气阴两虚

症状:乏力自汗,午后低热,咽干舌燥,潮热盗汗,心悸气短,胁下癥积,瘰疬痰核,舌红少苔,脉细数。

治宜:益气养阴,化瘀解毒。

方药:太子参 10 克,麦冬 10 克,五味子 10 克,女贞子 12 克,旱莲草 10 克,川芎 10 克,丹参 10 克,白花蛇舌草 30 克,半枝莲 30 克,蛇莓 15 克,莪术 10 克,地鳖虫 10 克,半夏 15 克,浙贝母 15 克,甘草 6 克。

3) 热毒炽盛

症状:壮热口渴,大汗出,汗出不解,咽喉糜烂,皮肤疖肿,大便干结,小便黄赤,舌红苔黄,脉象洪大。

治宜:先行治标,用清热解毒法。

方药:清瘟败毒饮、黄连解毒汤。生石膏 30～60 克,生地 30 克,水牛角 30 克,生栀子 10 克,桔梗 6 克,黄芩 15 克,知母 12 克,赤芍 12 克,玄参 15 克,连翘 15 克,竹叶 10 克,甘草 6 克,丹皮 12 克,黄连 6 克。

4) 阴虚发热

症状:体温不超过 38.5℃,表现为午后潮热,或手足心热,口渴不欲饮水等。

治宜:清退虚热。

方药:青蒿鳖甲汤加减(青蒿 15 克,鳖甲 15 克,生地 15 克,知母 12 克,丹皮 15 克,太子参 15 克,麦冬 12 克,川石斛 30 克)。

5) 气虚发热

症状:无规则低热,伴有明显体倦乏力、心悸气短,自汗恶风等。

治宜:补中益气,甘温除热。

方药:补中益气汤加减(黄芪 15 克,炙甘草 6 克,太子参 15 克,当归 15 克,陈皮 6 克,升麻 6 克,柴胡 9 克,白术 12 克)。

6）化疗期间口腔感染

用一枝黄花 30 克,野菊花 30 克,连翘 30 克,蒲公英 30 克煎水漱口,每日 3 次,对保持口腔清洁、防止真菌感染有一定作用。

7）中成药

六神丸:每次 10～30 丸,每日 3 次,温开水送服。

安宫牛黄丸:每次 1 丸,每日 1 次,温开水送服。

定清片(岳阳医院制剂):每次 4～12 片,每日 3 次,温开水送服。

初发患者宜行化疗,为联合药物诱导和缓解后早期强化及维持治疗。诱导缓解后连续行巩固化疗。以非交叉耐药的药物作为巩固化疗药物。预后不好的患者,选择异基因骨髓移植。患者血红蛋白＜60 克/升时,予去白红细胞悬液输注;患者血小板计数＜20×10^9/升且存在活动性出血时,予单采血小板悬液输注;发生弥散性血管内凝血时及时处治。凡感染者,根据不同菌种及药敏试验选用敏感的抗感染药物。粒细胞缺乏出现发热时,必须积极抗感染治疗,尤其注意真菌感染的治疗。防治肿瘤溶解综合征,给予水化及使用别嘌呤醇。化疗期间,应注意对肝肾功能及心脏有损伤的不良反应。

（2）缓解后的治疗

1）肝肾阴虚

症状:咽干口燥,五心烦热,潮热盗汗,腰膝酸软,心悸心烦,失眠多梦,肌肤干燥等。

治宜:滋养阴精,佐以解毒祛瘀。

方药:熟地黄 12 克,枸杞子 15 克,天冬 15 克,淮山药 15 克,山茱萸 10 克,女贞子 15 克,旱莲草 15 克,黄芪 30 克,牡丹皮 12 克,白花蛇舌草 15 克等。每日 1 剂,煎服。

2）脾胃亏虚

症状:面色苍白,神疲乏力,少气懒言,心慌气短,头晕耳鸣,纳差等。

治宜:健脾和胃,益气养血,兼利湿解毒。

方药:党参 15 克,黄芪 15 克,白术 10 克,茯苓 15 克,竹茹 6 克,陈皮 10 克,当归 10 克,半枝莲 15 克,苦参 12 克。每日 1 剂,煎服。

3) 肾阳亏虚

症状:畏寒肢冷,腰膝酸软,自汗不止,心悸气促,关节寒痛,面色黯淡等。

治宜:温补肾阳,佐以活血化痰。

方药:熟地 15 克,枸杞子 10 克,菟丝子 10 克,淮山药 12 克,补骨脂 12 克,赤芍 6 克,川芎 6 克,川牛膝 12 克,胆南星 15 克,鳖甲 15 等克。每日 1 剂,煎服。

4) 中成药

定清片:每次 4 粒,每日 3 次,温开水送服。

贞芪扶正胶囊:每次 4 片,每日 3 次,温开水送服。

2. 饮食调养 平时合理饮食,注意营养,适当补充蛋白质饮食,少食辛辣助热(羊肉)食物,不饮烈性酒,以避免引起出血。忌食鱼虾海鲜、牛、羊、狗、公鸡、猪头肉等发物。可选用以下膳食方药。

(1) 蟾蜍:取 125 克重蟾蜍 15 只,剖腹去内脏洗净,加黄酒 1 500 毫升,放入瓷罐中封闭,然后置于铝锅中加水,用火煮沸 2 小时,将药液过滤,即得。成人每次 15～30 毫升,每日 3 次,饭后服,儿童酌减。用于治疗急性淋巴细胞白血病疗效较好。

(2) 赤豆红枣汤:红枣 5 枚,赤小豆 30 克,黑豆 30 克,红糖 25 克。取赤小豆、黑豆、红枣煮汤调入红糖。适用于缓解后患者。

(3) 黄芪猪骨汤:黄芪 60 克,猪骨 1 200 克,上二味以水煎,每日 1 剂,分 4 次服。用于缓解后患者有气虚肾虚者,化疗后白细胞减少者。

沪上中医名家养生保健指南丛书

3. 起居调养 注意保持室内清洁,室内用紫外线灯杀菌消毒,每周 2 次,每次 1 个小时。不去人群多的场所,避免交叉感染。饭后漱口,保持口腔清洁;便后坐浴,保持肛门清洁。积极预防呼吸道感染、肠道感染及其他感染。康复期间禁食用大辛、大热之品。因急性白血病治疗难以奏效,患者往往有恐惧、忧郁、失望等不健康的心理反应,所以特别要注重患者心理、精神、情绪等调理,帮助患者树立战胜疾病信心。

第三节 慢性粒细胞白血病

【疾病概述】

慢性粒细胞白血病是造血干细胞恶性克隆性增生疾病。临床以脾大、粒细胞显著增多、外周血及骨髓中出现大量中幼及晚幼粒细胞为特征。本病 90%～95% 具有典型的 $t(9;22)(q34;q11)$ 异常核型,即 Ph 染色体。临床上以贫血、脾大为主要表现,部分患者出现出血、胸骨压痛等症状和体征。加速期与急变期可见原始细胞明显增多,血红蛋白、血小板常常降低。根据慢性白血病临床症状,属于脏腑亏虚,肝气郁结,邪毒侵袭,致骨髓受损,气滞血瘀,血热炽盛,血瘀毒结,导致正虚血瘀毒结之虚劳症积病证,归属于中医学"虚劳""癥积"范围。

慢性粒细胞白血病是白血病中较常见的类型,仅次于急性非淋巴细胞白血病和急性淋巴细胞白血病,居第三位,占所有白血病的 20%。该病可发生于各年龄组,以 25～50 岁发病率最高,男女之比为 1.6:1。

中医学认为,癥积是由于情志抑郁、感受外邪、饮食不节等,正气虚损,损伤患者骨髓,伤及气血,脏腑功能异常,邪毒与营血搏结,形成症积。正气不足,邪毒侵袭,致脏腑受邪,骨髓受损,正虚邪实,耗气伤阴,气血亏损。毒邪入里,内热熏蒸,热伤脉络,迫血妄行;邪毒侵袭营血,血热炽盛,血瘀毒结,导致正虚血瘀毒结之虚劳症积病证。

慢性粒细胞白血病患者,症状轻微或不典型,见有气短乏力,倦怠自汗,头晕目眩,食欲不振,脘腹胀满,面色晦暗,或紫红,胁下癥积,属于肝郁气滞、气血亏虚证;见有周身乏力,心悸气短,头目眩晕,午后低热,咽干舌燥,食欲不振,脘腹胀满,面色紫暗,胁下癥积块逐渐增大,属于毒瘀内结、气阴耗伤证;见有午后潮热,或高热不退,肌肉大消,卧床不起,食欲不振,脘腹胀满,面目虚浮,腹大如鼓,积块不消,属于阴阳两虚、毒瘀互结证。

慢性粒细胞白血病病程后期,是加速期和急变期,出现发热、出血、骨骼和颅内浸润,也是最主要的死亡原因。出血常见部位为皮肤、黏膜,严重者消化道、泌尿道出血,甚则颅内出血,并发弥散性血管内溶血。感染最常见部位为肺部,严重者发展为侵袭性真菌感染,或血行感染,并发感染性休克。部分患者出现骨骼疼痛,头痛呕吐,提示骨骼、颅内浸润。

20 世纪 60 年代,中医采用清热解毒、活血化瘀方法,有运用六神丸、牛黄解毒丸治疗慢性粒细胞白血病取得缓解的报道。虚劳癥积的治疗大法以扶正祛邪为主。扶正包括益气养血、益气养阴、滋阴填精。祛邪包括清解邪毒、活血祛瘀、散结消癥。本病可在辨证论治的基础上选加解毒抗癌之品,如青黛、雄黄、砒石等,以及六神丸、牛黄解毒丸等治疗。疾病发展到加速和急变期,应参照急性白血病治疗。

✚【养生指导】

慢性粒细胞白血病发病可能与接触理化毒物,或劳累压力过大造成免疫力下降有关,所以中医学认为调畅情志,避免毒物所伤等,注意劳逸结合,出现乏力、胁下肿块,应及时就诊。

一、发病前预防

1. 避免暴露在射线环境中　由于射线照射、氡等物质,可能诱发白血病。现代环境新房、新车装修等,存在射线、氡等物质,故应避免暴露在易感环境中。

2. 调畅情志,劳逸结合　中医学认为"百病生于气",与情志关系密切,调畅情志,有助于预防疾病。经常熬夜,劳累失眠,饮食不节等,导致脏腑功能失调,气血阴阳失衡;工作压力,恐惧悲伤,情志不调,肝郁气滞,耗伤气血,导致脾肾亏虚,气滞血瘀,导致疾病发生。故应劳逸结合,保持心情舒畅,避免熬夜。

3. 药物预防

(1) 体虚气短,失眠多梦:可选用党参 10 克,白术 10 克,茯苓 15 克,甘草 3 克,陈皮 6 克,黄芪 12 克,远志 6 克。每日 1 剂,煎汤服用。或归脾丸 6 克,每日 3 次,温开水送服。

(2) 体质不强,腰酸口干:可选用六味地黄丸,每次 8 丸,每日 3 次,温开水送服。

(3) 牙龈肿痛,口苦咽干:可选用黄连 3 克,山栀 10 克,大黄 3 克。每日 1 剂,煎汤服用。

二、发病后养护

分为慢性期和加速急变期两部分。慢性期通常指疾病初期,即未缓解期。本病治疗原则为 Ph 染色体阳性患者首选伊马替尼靶向治疗,取得血液学、细胞遗传学及分子学缓解;无效患者选择异基因骨髓移植。

1. 药物调治　治疗原则:西药靶向治疗,采用辨病和辨证原则,扶正包括益气养血、益气养阴、滋阴填精,祛邪包括清解邪毒、活血祛瘀、散结消癥。

(1) 气阴两虚

症状:头目眩晕,神疲乏力,自汗盗汗,手足心热,口干咽燥,舌淡暗,苔薄白或薄黄,脉细或细数。

治拟:益气养阴,利湿解毒。

方药:太子参 12 克,白术 10 克,茯苓 15 克,当归 15 克,车前子 30 克,半枝莲 30 克,麦冬 15 克,莪术 10 克,生牡蛎 15 克,甘草 6 克。每日 1 剂,煎服。

(2) 肝郁气滞

症状:头目晕眩,胁肋作胀,午后低热,咽干舌燥,面色紫暗,胁下癥积者。

治拟:疏肝理气,活血化瘀。

方药:柴胡 10 克,当归 12 克,川芎 10 克,桃仁 10 克,丹皮 15 克,赤芍 10 克,五灵脂 10 克,玄胡索 15 克,香附 10 克,枳壳 6 克,白花蛇舌草 30,半枝莲 30 克,生地 12 克,甘草 6 克。每日 1 剂,煎服。

(3) 专方验方

1) 柴胡、赤芍、枳壳、香附、川芎、陈皮、川贝、昆布、海藻、胆南星、黄药子各 10 克,牡蛎、夏枯草、玄参各 12 克。用于气郁痰结证,每日 1 剂,分 2 次口服。

2) 太子参、炙鳖甲各 15 克,天冬、生地、旱莲草、枸杞子、山豆根各 12 克,青蒿、地骨皮、龙葵、半枝莲、连翘、忍冬藤、鸡内金、炙甘草各 9 克,白花蛇舌草 30 克。用于气阴两虚者,每日 1 剂,分 2 次口服。

(4) 中成药

六神丸:每次 10～30 丸,每日 3 次,温开水送服。

复方黄黛片:每次 2～4 片,每日 3 次,温开水送服。

定清片(岳阳医院制剂):每次 4～12 片,每日 3 次,温开水送服。

(5) 加速和急变期治疗

1) 热毒炽盛

症状:壮热口渴,咽喉糜烂,皮肤发斑,大便干结,小便黄赤,胁下痞块,舌紫红苔黄,脉象洪大或细数。

治宜:清热解毒、凉血止血。

方药:清瘟败毒饮。生石膏 30 克,生地 30 克,水牛角 30 克,生栀子 10 克,黄芩 15 克,知母 12 克,赤芍 12 克,玄参 15 克,连翘 15 克,竹叶 10 克,甘草 6 克,丹皮 12 克,黄连 6 克。每日 1 剂,煎服。

2) 阴阳两虚

症状:午后潮热,或高热不退,肌肉大消,卧床不起,食欲不振,脘腹胀满,面目虚浮,腹大如鼓,积块不消等。

治宜:补益肾精,佐以解毒行瘀。

方药:熟地黄 12 克,天冬 15 克,淮山药 15 克,山茱萸 10 克,女贞子 15 克,菟丝子 15 克,黄芪 30 克,牡丹皮 12 克,白花蛇舌草 15 克,车前子 15 克,泽泻 15 克,青蒿 15 克,鳖甲 15 克等。每日 1 剂,煎服。

初发患者宜行伊马替尼靶向治疗,治疗期间每 3 个月进行实验室检查,取得血液学、细胞遗传学及分子学缓解,缓解后巩固治疗。对于急变期和加速期患者,则加量使用,仍然有效;无效患者,进行联合化疗,或选择异基因骨髓移植。在服用伊马替尼时,应增加饮水,但晚间不宜过多饮水,避免晨起面部水肿。

(6) 缓解后治疗

1) 肝郁脾虚

症状:面色苍白,神疲乏力,胁胀纳呆,胸闷不舒,或有大便溏薄,舌淡暗,苔薄白微腻,脉弦。

治宜:疏肝解郁,健脾理气。

方药:柴胡 10 克,枳壳 10 克,香附 12 克,当归 15 克,车前子 30 克,白花蛇舌草 30 克,半枝莲 30 克,白芍 15 克,莪术 10 克,甘草 6 克。

加减:有鼻衄、目衄,加白茅根 15 克,藕节 15 克凉血止血,每日 1 剂,煎服。

2）脾胃亏虚

症状：面色苍白，颜面水肿，倦怠乏力，胃纳不佳，大便溏薄，舌淡暗，苔薄白腻，脉细。

治宜：健脾理气，利湿解毒。

方药：黄芪 12 克，党参 12 克，炒白术 10 克，茯苓 15 克，陈皮 10 克，猪苓 15 克，泽泻 15 克，山药 30 克，补骨脂 15 克，半枝莲 15 克，莪术 10 克，甘草 6 克。每日 1 剂，煎服。

3）肝肾阴虚

症状：头目眩晕，形体消瘦，五心烦热，口干咽燥，舌红或暗红，苔少或薄黄，脉细数。

治宜：滋阴补肾，柔肝和血。

方药：沙参 12 克，麦冬 15 克，生地 15 克，鳖甲 15 克，当归 15 克，车前子 15 克，半枝莲 30 克，莪术 10 克，龟甲 15 克，甘草 6 克。每日 1 剂，煎服。

2. 饮食调养　避免食用影响伊马替尼血浆浓度的药物，如利福平、苯妥英钠、地塞米松等，避免使用含有对乙酰氨基酚的药物。服用伊马替尼靶向治疗时，应增加饮水。平时合理饮食，注意营养，适当补充蛋白质饮食，少食辛辣助热（羊肉）食物，不饮烈性酒，以避免引起出血。忌食鱼虾海鲜、牛、羊、狗、公鸡、猪头肉等发物。可选用以下膳食方药。

（1）赤豆 100 克，红枣 15 克加水 300 毫升，煎煮 1 小时，每日服用。针对有贫血、水肿者。

（2）芡实 100 克，山药 100 克，薏米仁 100 克，加水 500 毫升，煎煮 1 小时，每日服用。有健脾利水的作用，可以消除水肿和腹泻。

（3）马齿苋 60 克，阿胶 10 克，马齿苋洗净，水煎取汁，阿胶烊化从如，每日服用。有清热解毒，滋养补虚作用。适用于有肠道感染、低热贫血者。

（4）薏苡仁 50 克，甲鱼 500 克，甲鱼宰杀后洗净，薏苡仁浸

沪上中医名家养生保健指南丛书

发,放入甲鱼腹内,加入葱、姜、盐,隔水蒸2小时。有滋养补虚,软坚散结作用。适用于阴虚潮热、肝脾大者。

3. 起居调养 保持精神愉快和情绪乐观,不宜过于烦劳,应节制房事。饮食应注意营养,少食辛辣助热(羊肉)食物,不饮烈性酒,以避免引起出血。不宜过食寒凉食物,避免腹泻。在服用伊马替尼时,应增加饮水,但晚间不宜过多饮水,避免晨起面部水肿。可以练太极拳、散步,以增强体质。

 # 第四节　骨髓增生异常综合征

✚【疾病概述】

骨髓增生异常综合征是一组原因未明的获得性造血干细胞克隆异常,导致难治性贫血及其他血细胞减少,并伴有病态和无效造血为特征。本病与急性白血病的发生密切相关,曾用难治性贫血、白血病前期等病名。本病有原发性、继发性两大类。原发性未有确切的发病率和流行病学统计,但以老年人居多。继发性者与化疗、放疗有关,血细胞形态异常,进展更快,多伴有第5、7染色体异常。根据骨髓增生异常综合征具有贫血、出血、发热等临床表现,以贫血为主者,归于中医学"虚劳"范畴;以出血为主者,归中医学"血证"范畴;以发热为主者,归中医学"内伤发热"或"外感发热"范畴。部分患者临床见有肝、脾、淋巴结大,可归属于中医学"积聚""痰核"范畴。

本病的发病原因有先天体质因素和后天继发因素。体质决定人体对病因的易感性和病机、证候的倾向性。年轻患者本病发生与禀赋薄弱、体质不强有密切关系。而父母体弱、遗传缺陷、胎中失养、孕育不足等是先天不足、体质不强的主要原因。老年患病者主要是素体亏虚,气血不足,脾肾两亏,在此基础上,易罹患疾病,因虚致病,或因病致虚,日久不复,气血亏损,渐至阴阳,连及五脏而成。继发病因主要有以下方面。

1. 生活因素 以饮食、起居尤为突出。不良的饮食、起居以及其他生活习惯可直接中伤骨髓,损伤脏腑,累及气血,连及阴阳,造成气血阴阳亏损。

2. 毒物因素 常口服或注射细胞毒类药物以及长期接触放射线与有毒化学物质。

3. 疾病因素 各种大病、长期久病,影响骨髓可导致脏腑虚损,气血耗伤,阴阳失衡,肾气不足,精髓损伤。

虽然本病发展缓慢,但由于感染、劳累、情志等诸多因素致使疾病变化或进展,常见的急性并发症为高热、出血、阳气暴脱等。预后方面,一是由于感染、出血等因素导致死亡;二是转化为急性白血病;三是经临床治疗后部分患者可向稳定或痊愈转归。从中医临床分析,骨髓增生异常综合征患者临床以气阴两虚,血瘀内阻为主要证候。此时,疾病尚未稳定。如继发外感因素,或机体正气极度虚弱,可见阴精亏虚、阴阳两虚、邪实正衰等不良转归。该病未经治疗的患者其中位生存期较短,预后不良,主要死于感染、出血和严重贫血等并发症。临床研究表明,难治性贫血、铁粒幼红细胞性贫血类型病情相对缓和,经中医治疗效果较好,大部分患者可长期存活。但 RAEB-Ⅰ 或 RAEB-Ⅱ 患者因其向急性白血病转化的速度较快,因而预后较差,生存缩短,死亡率明显增加。

骨髓增生异常综合征在中医理论中其病变在于肾和脾。精髓亏乏,气血双亏,热毒内伏是其主要病机。精髓亏乏,气血双亏为病之本,热毒内伏为其标。在疾病的各期中因临床症状表现不同,辨证本虚和标实的侧重点也不同。在临床治疗中将中医辨证论治与现代医学的临床分型密切结合,除了调理脾肾外,也很注重治标。如标实邪盛,火热灼伤津伤,则要加强泻火治疗;如本虚为主,兼有热毒,则治本顾标,调理脾肾同时清解热毒。

✚【养生指导】

虽然本病病因不十分明确，但总属于禀赋薄弱，体质不强，易感外邪，情志或饮食失调，劳累过度，接触理化毒物等。骨髓增生异常综合征的养生指导原则：适当运动，神清心静，动静结合，增强体质；起居有常，饮食有节，营养均衡；保持心情愉快平和，避免情志过度；劳逸结合，注意休息；避免外感，防止感染。

一、发病前预防

1. 适当运动，增强体质　由于体质薄弱，容易发生本病；细菌、病毒等微生物感染，接触苯、甲醛、染发剂等化学或放射物质，体力或脑力过度疲劳，长期的精神焦虑紧张或烦躁易怒，肿瘤放化疗后等，均是引发本病的重要诱因。因此，平时有规律地参加体育锻炼，适当运动，如散步、快走、慢跑、太极拳、跳舞、做操等，但应避免剧烈运动，防止摔倒骨折等运动性损伤。适当运动除了能增强体质，还能调节情绪，保持心情愉快。

2. 合理饮食，劳逸结合　平时宜合理饮食，做到饮食清淡，营养均衡，"五谷为养，五畜为益，五果为助，五菜为充，气味合而服之，以补精益气"，不暴饮暴食，也不过饥或饮食无规律。饮食不节，从而损伤脾胃，导致运化失司，气血生化乏源。此外，起居有常，顺应四时，天人相应，不妄作劳，劳逸结合，也很重要，是防病关键。如《内经》的五劳所伤，即"久行伤筋，久立伤骨，久坐伤肉，久卧伤气，久视伤血"。日久必损伤元气，耗竭肾精，机体脏腑功能失调，导致疾病发生。

3. 药物预防

（1）体虚者，若反复感冒，气虚不固：可选用黄芪 15 克，防风 10 克，白术 15 克，大枣 7 枚，每日 1 剂，煎汤服用；或直接服用玉屏风冲剂，每次 1 包，每日 3 次。

（2）脾胃虚弱，胃口不佳：可选用香砂六君子丸，每次 8 丸，每日 3 次,温开水送服。若大便溏薄可以服用四君子合剂健脾益气止泻,每次 10 或 15 毫升,每日 3 次。

(3) 体质不强,腰酸乏力:可选用六味地黄丸,每次 8 丸,每日 3 次,温开水送服。偏于肾阴亏虚,如潮热盗汗,心烦口干,可服用左归丸;偏于肾阳不足,如畏寒肢冷,尿频便溏,可服用右归丸;偏于肝肾精亏,视物模糊,双目干涩,可服用杞菊地黄丸。用法均为每次 8 丸,每日 3 次。

(4) 气血两虚,面色少华,失眠多梦:可选用归脾丸,每次 8 丸,每日 3 次,温开水送服。

二、发病后养护

本病发生隐袭,进展较为缓慢,其临床多呈逐渐性加重。早期多为低危期,仅见气阴两伤证候,而随着病程发展,逐步向中危及高危期演化,可由气阴两虚发展为阴精亏虚或阴阳两虚。在虚证的同时,又见其他证候,如血瘀证候、湿热证候、痰湿证候、热毒证候等。在疾病发生发展过程中,本病可见一般虚证演化为虚劳病;也可由虚证、血瘀证、外感热毒以及内生之毒演化为出血证。总之,本病早期以虚证为主,兼有实证;晚期见虚实夹杂证,部分患者以实证突出,为疾病的严重阶段。

1. 药物调治

(1) 骨髓增生异常综合征低危期:骨髓增生异常综合征的低中危期,包括难治性贫血、铁粒幼红细胞性贫血。难治性贫血伴多系统细胞病态造血,多见外周血三系低下,骨髓有病态造血,在现代医学中属低危期。临床证见头晕耳鸣,低热,五心烦热,口干咽燥,口腔溃疡反复不愈,苔薄白或薄少,舌淡红或偏红,脉弦数或细数,证属气阴亏虚,阴虚损阳,精血不化,肝火伏热。或证见头晕乏力,面色少华,腰酸耳鸣,小便清长,脉细弱,证属肾精亏虚,阴不敛阳,阳气亦虚,阴寒内生。

沪上中医名家养生保健指南丛书

1) 气阴两虚,阴虚损阳

症状:神疲乏力,面色苍白,气短懒言,五心烦热,口干咽燥,头晕耳鸣,失眠多梦,苔薄白或薄少,舌淡红或偏红,脉弦数或细数。

治宜:益气养阴,养血补精。

方药:人参 10 克,麦冬 12 克,沙参 10 克,丹参 10 克,生地 20 克,山茱萸 12 克,山药 12 克,黄精 12 克。每日 1 剂,煎服。

2) 肾精亏虚,阴不敛阳

症状:头晕乏力,面色少华,腰酸耳鸣,小便清长,极度疲乏,舌质暗淡或偏胖,脉沉细弱。

治宜:补肾填精,滋阴敛阳。

方药:熟地 20 克,龟板 15 克,猪脊髓 50 克,何首乌 15 克,阿胶 10 克(烊),知母 15 克,黄柏 10 克,牡蛎 30 克,龙骨 30 克,白芍 15 克,陈皮 10 克,砂仁 6 克,甘草 6 克。每日 1 剂,煎服。

(2) 骨髓增生异常综合征中高危期:原始细胞增多型和原始细胞增多向白血病转化,此类患者除三系低下外,在外周血及骨髓中可见原始细胞较前两型增加,骨髓中原始细胞增多(5%～10%),在现代医学中属中高危期。临床证见头晕乏力,低热,鼻衄,齿衄,皮肤瘀斑,或有痰核,苔白腻,质暗红或有瘀斑,脉沉涩,证属各种因素而致的血瘀、痰湿,此时实证突出,但虚损也依然存在。或证见高热,头痛身痛,口渴喜饮,烦躁不宁,大便干结,小便黄赤,舌红苔黄,脉虚数无力,证属外来热毒,与内生热毒相煎灼,热毒火盛。

1) 痰瘀互阻,阴阳失衡

症状:周身疼痛,头蒙如裹,心胸烦闷,口舌干燥,面目虚浮。面色晦暗,口唇淡暗,皮肤、黏膜有瘀斑,腹有积块,或胸骨按痛,或有痰核,舌质暗淡,或有瘀斑,苔白腻,脉沉涩。

治宜:化痰祛瘀,调理阴阳。

方药:党参 10 克,当归 15 克,红花 6 克,香附 10 克,陈皮 10

克,苏梗 6 克,木香 6 克,泽泻 15 克,白术 10 克,茯苓 15 克,半夏 10 克,玄参 10 克,生熟地 15 克,菟丝子 12 克,茜草根 15 克,生槐花 15 克,羊蹄根 15 克,甘草 6 克。每日 1 剂,煎服。

2) 热毒炽盛,脏腑虚极

症状:恶寒壮热或高热不已,头痛身疼,口渴喜饮,烦躁不宁,心悸气短,头目眩晕,大便干结,小便黄赤,面色无华,舌暗红或舌边尖红,苔黄,脉虚数无力。

治宜:清热解毒,培育正气。

方药:银花 30 克,连翘 10 克,蒲公英 15 克,地丁草 15 克,蛇舌草 30 克,羊蹄根 30 克,炒黄柏 10 克,虎杖根 15 克,知母 10 克,生石膏 30 克(先煎),黄芪 15 克,人参 10 克,当归 10 克,防风 10 克,生甘草 6 克。每日 1 剂,煎服。

2. 饮食调理 疾病的任何阶段均应给予富含蛋白质且易于消化的食物。鱼虾海鲜、羊、狗、鹅、鸡、猪头肉、猪蹄及芫荽、大蒜、洋葱等物均属燥热动火之品,不宜食用。即使是缓解期患者,宜吃易于消化、刺激性小的食物,以助康复,延长缓解期。骨髓增生异常综合征部分患者经过化疗等相关治疗后,胃肠功能有不同程度损害,因此采取积极的营养措施是恢复胃肠功能、促进饮食消化吸收、恢复体力的关键。通常高蛋白、低脂肪、富含维生素的食品以及食用调补物品为营养康复的最佳食品。应忌烟酒、海鲜、辛辣、油炸、发物等刺激之品,慎膏粱肥甘生湿之品,以清淡饮食为主。可选用以下膳食方药。

(1) 粳米 50 克,枸杞子 20 克,大枣 50 克,鸡内金 10 克,山药 20 克,山楂 10 克,小米 50 克,加水煮粥食用。适用于面色少华、乏力纳差者。

(2) 黑鱼 1 条(约 500 克,去杂,洗净),黄芪 60 克,当归 10 克,加少量调料,煮汤服食。功能补气益肾,养血祛瘀。

(3) 牛肉 50 克,乌鸡 1 只,陈皮 10 克,砂仁 15 克,加水适量,加盐油调味,文火炖 2 小时,饮汤食肉。适用于脾肾亏虚,气

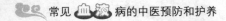

血不足者。

（4）鲜藕 100 克，芡实 30 克，莲子 60 克，花生 20 克，加粳米 150 克，白糖适量，放入砂锅内，加水煮成稠粥，每日 2～3 餐温服。有补血止血，养血敛精之功。

（5）金银花 30 克，蒲公英 30 克，野蔷薇根 30 克煎汤代水，每日温服 2～3 次，或频频漱口。可以清热解毒，防治口腔溃疡或皮肤疮疡，且不损伤脾胃功能。

（6）将健康产妇娩出的新鲜胎盘用清水洗净，反复浸漂，置砂锅内煮至漂浮水面为度，取出放在新瓦上用文火焙干，再研成细末，装胶囊。吞服，每次 2 克，每日 2 次。可补肾养精，益气养血。用于畏寒肢冷，尿频便溏等肾阳亏虚者。阴虚火旺者不宜服用。

3. 起居调养　注意保持环境清洁卫生和空气流通，避免在拥挤嘈杂，空气污浊的公共场所逗留。避风寒，积极预防呼吸道、胃肠道、泌尿道及皮肤、肛周等感染。避免与可能引起骨髓抑制或损害的化学物质、放射性物质接触。慎用或禁用某些药物，如解热镇痛药及某些抗生素，须在医师指导下服用。保证充足的休息，同时配合适当的轻微活动，忌过度劳累。慎饮食，戒烟酒，节房事，以免耗损肾精元气。

4. 情志调畅　保持乐观情绪，避免精神紧张、激动及悲观失望，对疾病的康复是非常重要的。七情内伤是导致疾病发生的内在病因，也是致使疾病发展的重要因素。因本病发生隐袭，进展缓慢，治疗难以奏效，患者恐惧、忧郁、失望等不健康的心理反应在所难免，甚至造成巨大的精神压力和心灵创伤。所以，特别要注重患者心理、精神、情绪等调理，加强必要的医药知识宣教，使患者了解疾病相关知识，解除疑虑，帮助患者树立战胜疾病的信心，保持良好心态，积极配合治疗。

第五节 嗜酸粒细胞增多症

【疾病概述】

外周血液中嗜酸粒细胞的百分率超过正常值(4%),或绝对值超过正常数值 0.35×10^9/升,称为嗜酸粒细胞增多症。根据嗜酸粒细胞增多的程度,临床上可分为:①轻度增多:嗜酸粒细胞绝对数<1.5×10^9/升,在白细胞分类中占15%以下;②中度增多:绝对数在($1.5 \sim 5$)$\times 10^9$/升,分类占15%~49%;③重度增多:嗜酸粒细胞绝对数>5×10^9/升,分类占50%~90%。嗜酸粒细胞增多症是一大组疾病的特征。嗜酸粒细胞本身不致病,但其脱落颗粒时释放的基本蛋白质,在低浓度时会损害许多哺乳动物的靶细胞及器官。中医学无嗜酸粒细胞增多症之名,但因其临床表现多由原发病所决定,故随其原发病而归属于"哮喘""腹痛""风湿""瘾疹""虫证""咳嗽""药疹"等范畴。

现代医学认为嗜酸粒细胞增多症往往由多种原因与疾病造成,包括寄生虫感染、过敏性疾病、皮肤病、血液系统疾病、消化系统疾病、肿瘤、药物、肺浸润性嗜酸粒细胞增多症、嗜酸粒细胞性淋巴肉芽肿、高嗜酸粒细胞增多症等。

本病病因各异,但根据临床特点,其病发病于内,由于禀赋不足,肺肾两虚,肺卫不固,易受风邪侵入,内侵肺卫,肾气虚则纳气之功失职而致气逆于上;或因情志不调,起居失常,劳伤肝脾,或因饮食不节,损伤脾胃,或外感邪毒内侵,最终导致肺肝脾肾受损以致水湿运化、输布、排泄失司,水湿内停,气机失调,气滞血瘀,属于正虚受邪。总之,无论是病发于内,还是外感邪气,都是邪正交争乃至脏腑气血功能失调而发本病。

对于寄生虫、过敏或原因不明的嗜酸粒细胞增多症,若能消除病因,经中医或中西医结合治疗常可取得满意的疗效,预后良

沪上中医名家养生保健指南丛书

好。但对继发于恶性肿瘤、结缔组织疾病、血液系统疾病等严重疾病的嗜酸粒细胞增多症，单用中医难以收效，需给予西医治疗。中医根据辨证辨病特点进行治疗，这样有助于增强患者的抗病能力，减少西药的不良反应。

本病治疗大法依据禀赋不足、后天失调与邪气盛实、邪毒及其邪正关系而定。若风邪闭阻，侵袭肺脏当治以疏风宣肺为主，兼通血络；因热毒气闭，当以宣泄肺气，清热解毒；或因痰蕴肺脏，风阳上扰，治宜宽胸化痰，佐以平泄风木；脾胃内伤，有因于肝气横逆，治宜疏肝和胃；也有脾虚肝旺，当宜调和肝脾；久病伤肾或肝木失涵，宜肝肾同治，补养精血；脾肾俱虚，治宜调理脾肾，平衡阴阳。

✚【养生指导】

虽然本病病因不十分明确，但总属于禀赋薄弱，体质不强，易感外邪，情志或饮食失调，劳累过度，接触理化毒物等。本病的养生指导原则：避免外感，防止感染；劳逸结合，注意休息；饮食清淡，结构合理；保持心情愉快，避免情志过度；适当运动，增强体质。

一、发病前预防

1. 适当运动，增强体质　由于体质薄弱，容易发生本病；细菌、病毒等微生物感染，接触各种化学或放射物质，体力或脑力过度疲劳，长期的精神焦虑紧张或烦躁易怒，恶性肿瘤或风湿免疫性疾病等，均是引发本病的重要诱因。因此，应平时有规律地参加体育锻炼，适当运动，但不要剧烈运动。适当运动除了能增强体质，还能调节情绪，保持心情愉快。

2. 合理饮食，劳逸结合　平时宜合理饮食，做到饮食清淡，营养均衡。《黄帝内经》曰"五谷为养，五畜为益，五果为助，五菜为充，气味合而服之，以补精益气"，不暴饮暴食，也不过饥或饮食无规律。饮食不节,从而损伤脾胃,导致运化失司,气血生化乏源。此外,起居有常,顺应四时,天人相应,不妄作劳,劳逸结合,也很重要,是防病关键。避免接触各种家禽、宠物等动物。积极防治感冒、哮喘、过敏性鼻炎等呼吸系统疾病。

3. 药物预防

(1) 体虚者,若反复感冒,气虚不固:可选用黄芪 15 克,防风 10 克,白术 15 克,大枣 7 枚,每日 1 剂,煎汤服用;或直接服用玉屏风冲剂,每次 1 包,每日 3 次。

(2) 脾胃虚弱,胃口不佳:可选用香砂六君子丸,每次 8 丸,每日 3 次,温开水送服。若大便溏薄,可以参苓白术散健脾益气止泻,每次 1 包,每日 3 次。

(3) 体质不强,腰酸乏力:可选用六味地黄丸,每次 8 丸,每日 3 次,温开水送服。偏于肾阴亏虚,如潮热盗汗,心烦口干,可服用左归丸;偏于肾阳不足,如畏寒肢冷,尿频便溏,可服用右归丸;偏于肝肾精亏,视物模糊,双目干涩,可服用杞菊地黄丸。用法均为每次 8 丸,每日 3 次。

(4) 气血两虚,面色少华,失眠多梦:可选用归脾丸,每次 8 丸,每日 3 次,温开水送服。

二、发病后养护

由于本病不是一个独立疾病,可因先天不足、后天失养及恶性疾病引起,多继发于其他疾病,故辨证应与原发病结合起来。寄生虫感染、过敏性疾病以风邪郁闭,邪热壅肺为多见;迁延性嗜酸粒细胞浸润症以下实上虚,肺虚失降为多见。其证候特点为标,原发病为本,寻本求源,从根本上认识本病。治疗大法为祛风和营,肃降肺气,调理脾胃,肝肾同治。

1. 药物调治

(1) 风邪郁闭

症状:身热畏风,皮肤瘙痒,纳减便溏,甚者有喘咳,风疹色

沪上中医名家养生保健指南丛书

淡,或丘疹红斑,苔薄白,舌淡红,脉浮。

治宜:疏散风邪,调和营卫。

方药:桂枝 6 克,芍药 10 克,甘草 10 克,麻黄 10 克,杏仁 10 克,大枣 10 克,生姜 3 克,陈皮 6 克,生薏苡仁 12 克,当归 10 克,赤芍 12 克。每日 1 剂,煎服。

(2) 邪热壅肺

症状:咳嗽,咯痰黏稠,甚或喘息,口渴喜饮,胸闷且痛或腹满腹痛,身热,苔黄,脉数。

治宜:宣泄肺热,宽胸降逆。

方药:麻黄 10 克,杏仁 10 克,生石膏 30 克(先煎),甘草 10 克,大黄 6 克(后下),瓜蒌皮 15 克,石斛 12 克,鲜芦根 15 克,黄芩 10 克,大青叶 12 克,鱼腥草 15 克。每日 1 剂,煎服。

(3) 痰湿闭阻

症状:咳嗽阵作,喘息痰鸣,胸闷胸痛时作时止,脘腹胀满,神疲乏力,形瘦纳减,颈腋痰核,胁下癥块,苔腻,脉弦滑。

治宜:祛湿化痰,宣达气机。

方药:麻黄 10 克,桂枝 6 克,甘草 10 克,杏仁 10 克,白芍 10 克,川芎 6 克,防风 10 克,党参 10 克,黄芩 10 克,防己 10 克,附子 6 克,象贝 12 克,枳壳 12 克。每日 1 剂,煎服。

(4) 痰毒蕴结

症状:腹痛泄泻或便行不畅粪色黄褐,气味臭秽,脘腹胀满,呕吐酸腐,甚或呕血,便血色暗,苔黄腻,脉滑数。

治宜:化湿利肠,清热解毒。

方药:葛根 10 克,黄连 5 克,黄芩 10 克,甘草 10 克,苍术 10 克,厚朴 6 克,茯苓 15 克,陈皮 10 克,白术 10 克,木香 6 克,泽泻 15 克,猪苓 15 克,肉桂 3 克(后下)。每日 1 剂,煎服。

(5) 脾肾亏虚

症状:倦怠乏力,纳呆便溏,腰膝酸软,心悸头晕,或喘咳时作时止,或风疹瘙痒久发,消瘦,苔薄腻,舌淡,脉沉细。

治宜：健脾益肾，调补气血。

方药：熟地 10 克，山萸肉 10 克，山药 15 克，枸杞子 15 克，茯苓 15 克，甘草 10 克，当归 10 克，白芍 10 克，党参 10 克，白术 10 克，黄精 12 克。每日 1 剂，煎服。

2. 饮食调理 饮食宜清淡，包括食材和做法都宜清淡。鱼虾海鲜、羊、狗、鹅、鸡、猪头肉、猪蹄及芫荽、大蒜、洋葱等物均属燥热动火之品，不宜食用。应忌烟酒、海鲜、辛辣、油炸、发物等刺激之品，慎膏粱肥甘生湿之品，以清淡饮食为主。可选用以下膳食方药。

（1）生萝卜汁 1 杯，豆腐 250 克，加少量冰糖，共煎煮，早晚各 1 剂。可清肺化痰，适用于痰热蕴肺者。

（2）鲜百合 150 克，山药 200 克，加水共煮，连汤带药同食。功能润肺补肾。

（3）猪肉小排 200 克，白萝卜 100 克，陈皮 10 克，加水适量，文火炖 2 小时，饮汤食肉。适用于肺肾亏虚，气阴不足者。

（4）麻黄 10 克，杏仁 10 克，炙甘草 5 克，煎汤去渣，打入鸡蛋 1 个，加醋 10 毫升，搅匀，煮沸后服食。

（5）白扁豆 100 克，大枣 20 克，莲子 50 克，冰糖 50 克，粳米 100 克，加水煮粥，每日 1 剂。功能健脾和胃。

（6）生晒参 3 克，胡桃肉 2 枚煎汤，每晚临睡服，补肾益气。

（7）冬虫夏草 2 克，猪肉 300 克，蒸食。适用于年老体弱者，可减轻症状，提高免疫力，增强体质。

3. 起居调养 注意保持环境清洁卫生，减少灰尘，保持室内通风干燥。家中不宜饲养猫、狗、鸟等宠物。避风寒，注意保暖，积极预防呼吸道、胃肠道、泌尿道等感染。穿着宜全棉、丝麻等纯天然面料，避免化纤织物和动物皮毛制品。保证充足的休息，避免过度劳累。避免情绪剧烈波动和精神刺激。慎饮食，戒烟酒，节房事。为防止疾病复发，治愈后应坚持巩固疗程。

4. 情志调畅 保持乐观情绪，避免精神紧张、激动及悲观失望,对疾病的康复非常重要。七情内伤是导致疾病发生的内在病因,也是疾病发展的重要因素。患者应克服紧张情绪或自卑心理,减轻压力,身心放松,树立信心,保持良好心态。

5. 针灸推拿

(1)针灸疗法:可取穴风池、天柱、肺俞、丰隆、大椎、命门、足三里、关元等,毫针刺,每次2~3穴,隔日治疗1次。

(2)推拿:可按揉推肺俞、中府、膻中、云门、迎香、印堂、百会、关元等穴,每日1~2次,每次10分钟。

第六节 传染性单核细胞增多症

 【疾病概述】

传染性单核细胞增多症是一种由EB病毒感染所致的急性或亚急性全身性免疫异常疾病。其临床表现以发热、淋巴结及肝脾大、咽峡炎及周围血中淋巴细胞增多、异型淋巴细胞＞10%、血清中有EB病毒T特异性抗体为特征。

本病可流行发作,流行地区很广,如欧美、日本、澳大利亚、中国等地。一年四季皆可发生,但以晚秋初冬为最多。EB病毒携带者及患者是主要传染源,少数可由巨细胞病毒、弓形虫、腺病毒、肝炎病毒、HIV等引起,经口传播为主要途径,患者从潜伏期至病后半年或更长时间内唾液均可能传播病原体。人群普遍易感,以青少年、儿童居多,2~5岁多见。青少年发病症状较重,幼儿发病症状较轻或表现为隐性感染。男性较易感染,男女比为3:2。此病有自限性,一般呈良性过程。

传染性单核细胞增多症,归于中医学"温病""瘟疫"等范畴。中医无传染性单核细胞增多症病名,但古籍文献中有所描述。《瘟疫论》中曰:"瘟疫之为病,非风、非暑、非寒、非湿,乃天地之间别有一种异气所感。"从描述中可以看出,这些疾病具有传染性和流行性,并具有相似的症状和发病季节。历代医家的描述记载使中医对热性传染病的诊断积累了丰富的经验。

　　中医学认为,传染性单核细胞增多症是外感疫毒疠气,正气不足,机体难以抵御疠气疫毒的侵袭,因而患病。疾病早期邪入肺卫,中期病邪留恋胃肠,后期损及肝肾,伤及气阴,则以阴亏为主,兼有邪恋。

　　传染性单核细胞增多症主要临床表现为发热,多数为中等热度,也可高达 41℃,发热可持续 5～10 天,可伴有淋巴结肿大、肝脾大、咽峡炎,10%～20% 病例皮肤黏膜可出现形态不一的皮疹。少见神经系统症状及心肾受累等。病程后期可发生粒细胞减少症,也常见血小板减少。

　　中医治疗传染性单核细胞增多症,本着治病必求于本的原则。因外感温热疠毒为患,发热病机贯穿疾病始终,故清热解毒为基本治则。

✚【养生指导】

　　本病有明确病因,但总属于体质不强,感受疫毒疠气所致。传染性单核细胞增多症的养生指导原则:参加体育锻炼,增强体质,注意休息及避免外感。

一、发病前预防

　　1. 参加体育锻炼,增强体质　本病常由于体质薄弱,外感邪气而致病,故应平时积极锻炼身体,注意饮食均衡,营养充分,使得"正气存内,邪不可干",体质强壮则可避免外感,减少疾病发生。

　　2. 避免接触传染源　本病具有传染性,主要由飞沫与唾液经呼吸道传播,其次经密切接触传播,故要避免接触患者,以防被传染。

　　3. 预防保健措施　本病流行时期避免去公共场合,防止感

沪上中医名家养生保健指南丛书

染。本病流行期,可常服板蓝根冲剂预防。

二、 发病后养护

发病后,患者主要有发热、淋巴结肿大、肝脾大、咽峡炎等表现。急性期应卧床休息,生活起居应有规律,加强护理,避免发生心肌炎、严重肝炎、溶血性贫血等严重并发症。脾脏显著肿大时应避免剧烈运动,以防发生脾破裂。抗生素常无效,若出现继发细菌感染可酌情使用抗生素。

1. 针对病因治疗　　本病发病,病因明确,故主要是抗病毒治疗,常用药物更昔洛韦、干扰素早期治疗可缓解症状及减少口咽部排毒量,但对 EB 病毒潜伏感染无效。也可应用阿昔洛韦或EB 病毒特异性免疫球蛋白进行治疗。

2. 药物调治

（1）邪袭肺卫

症状:微恶风寒,发热,咳嗽,咽痛,可兼有头痛,无汗或少汗,或胸闷胸痛,口微渴。

治宜:辛凉解表,宣肺泄热方法。

方药:连翘 15 克,银花 15 克,桔梗 5 克,薄荷 3 克,竹叶 5克,生甘草 5 克,荆芥穗 5 克,淡豆豉 5 克,牛蒡子 6 克,芦根 15克。每日 1 剂,水煎服。

（2）邪热壅肺

症状:咳喘,身热烦渴,可兼有胸闷胸痛,痰黏不爽,或斑疹、丘疹。

治宜:清热宣肺。

方药:麻黄 9 克,杏仁 9 克,甘草 6 克,石膏 18 克(先煎)。每日 1 剂,水煎服。

（3）热入营血

症状:身热夜甚,心烦躁扰,咽喉干燥,反不甚渴饮,皮肤瘀斑,或见鼻齿衄血,尿血,或吐血便血。

治宜:清营凉血,清热解毒。

方药:水牛角 30 克(先煎),生地 15 克,玄参 9 克,竹叶心 10 克,麦冬 15 克,丹参 15 克,黄连 10 克,银花 15 克,连翘 12 克,赤芍 12 克,牡丹皮 10 克。

(4)肺胃阴伤,余热未净

症状:干咳或稍有黏痰,口舌干燥而渴,可兼有身热未净,肌肤欠泽。

治宜:滋养肺胃,兼清余热。

方药:沙参 9 克,麦冬 9 克,玉竹 6 克,冬桑叶 4.5 克,生扁豆 4.5 克,花粉 4.5 克,银花 9 克,生甘草 3 克。

(5)肾阴耗伤

症状:身热不甚,久留不退,手足心热甚于手足背,耳聋,可兼见神倦,口干。

治宜:滋阴养液。

方药:干地黄 18 克,生白芍 18 克,麦冬 15 克,阿胶 9 克(另烊化),火麻仁 9 克,炙甘草 18 克。

(6)热毒挟湿

症状:身热缠绵,肢重,体倦,兼有脘痞腹胀,恶呕黄疸。

治宜:清热利湿,疏利肝胆。

方药:茵陈 18 克,山楂 15 克,大黄 6 克,炒薏苡仁 18 克,白蔻仁 6 克,杏仁 12 克,滑石 18 克,通草 6 克,竹叶 6 克,厚朴 6 克,清半夏 10 克。

(7)热毒炽盛,痰核癥积

症状:高热,汗出,咽喉肿痛,痰核,癥积,兼有食欲不振。

治宜:清热解毒,化痰除癥。

方药:银花 15 克,连翘 15 克,玄参 9 克,牛蒡子 6 克,荆芥 6 克,桔梗 6 克,薄荷 6 克,清半夏 15 克,陈皮 15 克,茯苓 9 克,柴胡 6 克,桃仁 9 克,红花 9 克,川芎 6 克,生地 6 克,赤芍 6 克,枳壳 5 克,元胡 10 克,香附 5 克,五灵脂 6 克。

(8) 中成药

1) 高热、神昏时可用醒脑静注射液：每次 10～20 毫升，加入 5% 葡萄糖注射液 250 毫升静脉滴注；还可应用清开灵胶囊，每次 2 粒，每日 3 次，口服；或双黄连口服液，每次 1 支，每日 3 次，口服。

2) 六神丸、西瓜霜片：适合咽喉肿痛明显的患者。

3) 咽喉化脓溃烂时可用锡类散吹于咽喉部。

3. 饮食调养 本病以温热疫毒为患，发热几乎贯穿疾病始终，故药物以清热解毒为基本治则。饮食上以清淡流质、半流质为宜，嘱患者多饮水、果汁，多食新鲜水果，以顾护气阴。忌食煎炸、油腻及干硬食物。

4. 护理要点 关心患者，鼓励患者战胜疾病。对患者讲解疾病的相关知识，使其自我观察，发现情况异常及时告诉医护人员，以便及时得到治疗。急性期应进行卧床休息和呼吸隔离，注意口腔清洁和分泌物严格消毒，并注意清洁口腔。注意保暖，保持安静通风清洁的环境，防止再度外感。避免局部受伤及其他并发症发生。

第三章
出血性疾病

 第一节 免疫性血小板减少症

【疾病概述】

免疫性血小板减少症既往称为特发性血小板减少性紫癜，是一种获得性器官特异性自身免疫性疾病，临床以免疫性血小板减少而导致身体各部位出血或存在出血风险为主要特征。本病属于中医"血证"范畴，其中医病名现已标化为"紫癜病"。

本病的病因迄今未明。多数学者认为本病是多元因素导致的异质性疾病。与本病发病具有相关性的可能因素包括感染、药物、雌激素、遗传易感性等，其中以病毒感染最为重要。虽然本病病因不明，但其发病肯定与免疫紊乱有关，主要由自身抗体致敏的血小板被单核-巨噬细胞系统过度破坏所致。近年的研究表明，患者不仅存在血小板破坏过多，还存在血小板生成减少，是复杂的免疫网络紊乱的结果。

中医学认为，免疫性血小板减少症是因先天禀赋因素，或邪热入侵，损伤脉络，或因病久伤正，气虚不摄等，使血溢脉外，以皮肤、黏膜出现瘀斑、瘀点为主要表现的出血类疾病。关于其发病机制，《景岳全书·血证》提纲挈领地归纳为"火盛"与"气伤"两个方面。火盛则损伤血络而致出血，气伤则失其固摄而致出

沪上中医名家养生保健指南丛书

血。从病性角度而言，火盛属实证，以体液免疫紊乱为主，多属血小板破坏过多型；气伤属虚证，以细胞免疫紊乱为主，多属血小板生成不足型。本病的中医脏腑病位具有"肝常有余，脾常不足，肾常虚"的特点，因此"脾肾亏损为本，火伤血络为标"是免疫性血小板减少症的主要中医病机，"健脾补肾以治本，泻火宁络以治标"是本病的主要中医治疗方法。"健脾补肾"旨在增加血小板生成以"开其源"，"泻火宁络"旨在减少血小板破坏以"截其流"。

✚【养生指导】

中医学认为，人体脏腑、经络的生理活动正常，气血阴阳协调平衡，是为健康，即所谓"阴平阳秘，精神乃治"。当人体在某种致病因素的作用下，脏腑、经络等生理活动异常，气血阴阳平衡协调关系受到破坏，导致"阴阳失调"，出现各种临床症状，便发生了疾病。

中医学将人体的功能活动和抗病、康复能力称为"正气"，简称"正"；将各种致病因素称为"邪气"，简称"邪"。中医发病学十分重视人体的正气，认为正气旺盛，病邪就难以侵入，疾病无以发生，即"正气存内，邪不可干"。只有在人体正气相对虚弱，抗邪无力的情况下，邪气才能乘虚而入，使人体阴阳失调，脏腑功能紊乱，从而发生疾病，即"邪之所凑，其气必虚"。因此，中医学认为正气不足是疾病发生的内在根据。同时，并不排除邪气对发生疾病的重要作用，认为邪气是发病的重要条件，在一定条件下，甚至可能起到主导作用。正邪斗争的胜负，决定发病与否。在正邪斗争过程中，机体自身具有强大的抗病、适应、调整和康复能力。免疫性血小板减少症的发病符合中医发病的上述规律。

免疫性血小板减少症是一种自身免疫性疾病，发病的关键在于自身免疫网络出现紊乱。因此，纠正患者机体的免疫紊乱，恢复患者机体的阴阳平衡，是治疗本病的目标所在，其方法无外乎"扶正"与"祛邪"两种。

通过有效的免疫扶正整合治疗,包括运用药物、饮食、运动及精神调摄等方法,以调整患者的内环境,纠正机体免疫系统的偏差和盲点,修复与激发人体自身的免疫防御功能,能够有效抑制甚至清除患者体内血小板抗体的水平。

在扶助正气的基础上,还要适时适度采用祛邪治疗。根据致病邪气的不同性质、不同部位等,结合患者的具体情况,采用不同的祛邪方法。其中,清热解毒、疏风清热、凉血止血在免疫性血小板减少症的祛邪治疗中具有重要地位。

总之,免疫性血小板减少症的预防、治疗与养护均围绕"扶正"与"祛邪"展开。

一、发病前预防

1. 调养身体,提高机体抗邪能力 正气的强弱,由体质决定。一般来说,体质壮实者,正气充沛;体质虚弱者,正气不足。因此,增强体质是提高正气抗邪能力的关键。增强体质的方法包括调摄精神、锻炼身体、合理饮食、规律起居和避免劳逸过度、适当药物预防等方面。

(1) 调摄精神:中医学认为,精神情志活动与人体的生理、病理变化关系密切。突然强烈或反复、持续的精神刺激,可以导致人体气机逆乱,气血阴阳失调而发病。情志刺激同时还能损伤人体正气而招致外邪致病。此外,在疾病过程中,情志波动又能使病情恶化。而心情舒畅,精神愉快,则气机调畅,气血平和,有利于恢复健康。正气存内,对预防疾病的发生和发展具有积极意义。免疫性血小板减少症是免疫网络紊乱性疾病,不良情志刺激能够加剧免疫紊乱的程度,因此无论是健康个体还是患者,都应该努力做到思想上安定清静,不贪欲妄想,保持真气和顺,精神内守,以增强机体正气抗邪能力,预防本病的发生或进展。

沪上中医名家养生保健指南丛书

（2）加强锻炼：坚持锻炼身体，能增强体质，减少或防止疾病的发生。免疫性血小板减少症患者存在出血或出血风险，不能耐受剧烈或大运动量的锻炼方法，可以酌情酌量选用低运动强度的五禽戏、太极拳、八段锦、易筋经等健身方法。这些健身方式既能促使血脉流通，关节流利，气机调畅，增强体质，还能有效避免剧烈健身方法所带来的出血风险。

（3）生活起居有规律：人体内环境是有机的整体，人体与外环境也具有统一性。要保持身体健康，精神充沛，就应该懂得自然变化的规律，适应自然环境的变化，对饮食、起居、劳逸等作出适当的节制和安排。切勿"以酒为浆，以妄为常，醉以入房，以欲竭其精，以耗散其真，不知持满，不时御神，务快其心，逆于生乐，起居无节"。

（4）药物预防：疫苗接种是药物预防传染性疾病的十分重要的方法，但存在导致免疫性血小板减少症的可能。因此，免疫性血小板减少症患者应该避免疫苗接种。感染尤其是病毒感染，是导致免疫性血小板减少症发生和发展的重要因素，预防感染是本病患者日常养护的重要环节。在流感高发季节，除了保持室内通风和良好卫生习惯、减少暴露于公共场所次数、避免接触感冒患者以外，推荐贯众、板蓝根、大青叶煎水代茶饮用。

若素体亏虚，亦可酌情服用以下药物调理机体脏腑功能失调，以增强体质，预防或减少疾病发生。

1）反复体虚感冒，动则短气汗出：可服用玉屏风散（黄芪15克，防风10克，白术15克，大枣15克，每日1剂，水煎服）。益气固表，预防感冒。

2）体质不强，时感腰膝酸软，眼目干涩者：可服用杞菊地黄丸，浓缩丸每次8粒，每日3次，温开水送服。滋补肝肾，增强体质。

3）气血两虚，失眠多梦：可选用归脾丸，浓缩丸每次8粒，每日3次，温开水送服。补益气血，养心安神。

2. 防止病邪侵害 病邪是导致疾病发生的重要条件。因此,预防疾病除了上述增强体质、提高正气抗邪能力的方法以外,还要注意防止病邪的侵害。要讲究卫生,防止环境、水源和食物污染;"虚邪贼风,避之有时""饮食有节,起居有常,不妄作劳"等均是避免六淫、七情、饮食与劳逸致病的有效方法。

二、发病后养护

如上所述,虽然免疫性血小板减少症的致病原因尚不清楚,但已有足够证据表明感染与本病的发病具有显著相关性。对患者而言,感染能够导致病情反复或加重,因此增强体质、预防感染是避免发生本病和防止既病患者病情加重的必要措施。鉴于现有治疗方法的局限性和对本病认识的不断深入,"控制严重出血,提高生活质量"已经成为治疗本病的新的治疗理念,随之本病的主要治疗目标也更改为:使血小板计数达到安全水平以避免严重出血,不再强求血小板计数恢复正常。

1. 药物调治 长期以来,免疫性血小板减少症多采用以辨证论治为核心的方法进行治疗。清热解毒、疏风清热、凉血止血是治疗急性免疫性血小板减少症的主要方法,慢性免疫性血小板减少症则以健脾益气、滋阴降火、健脾温肾、疏肝清热、活血通络等法拟定方药辨证论治。

(1) 急性期治疗

症状:皮肤紫癜,鼻衄,齿衄,或月经过多,色鲜红,且起病急骤,或伴发热,烦渴,小便黄赤,大便干燥等。

治宜:清热解毒,凉血止血。

方药:水牛角30克(先煎),生地黄20克,牡丹皮15克,赤芍药10克,茜草15克,紫草15克,板蓝根15克,连翘15克,甘草6克。每日1剂,水煎服。

中成药可选用宁血络片,每次5粒,每日3次,口服。或地丹清血合剂,每次20毫升,每日3次,口服。

沪上中医名家养生保健指南丛书

（2）慢性期治疗

1）气不摄血

症状：皮肤紫癜色淡稀疏，病程较长，时发时止，稍劳即发，神疲乏力，头晕，气短，面色不华，食少，便溏或便干不爽等。

治宜：健脾益气，摄血止血。

方药：生黄芪 20 克，党参 15 克，当归 10 克，白术 12 克，阿胶 10 克(烊)，茯苓 15 克，仙鹤草 30 克，炙甘草 5 克。每日 1 剂，水煎服。

中成药可选用归脾丸，浓缩丸每次 8 粒，每日 3 次，口服。或人参养荣丸，水蜜丸每次 9 克，每日 2 次，口服。

2）阴虚火旺

症状：皮肤紫癜色鲜红或暗红，起病较慢，时发时止，五心烦热，口干，潮热盗汗等。

治宜：滋阴清火，凉血止血。

方药：炒知母 10 克，炒黄柏 12 克，山茱萸 12 克，淮山药 15 克，茯苓 15 克，女贞子 20 克，旱莲草 20 克，牡丹皮 15 克，生地黄 20 克等。

中成药可选用知柏地黄丸，浓缩丸每次 8 粒，每日 3 次，口服。或大补阴丸，水蜜丸每次 6 克，每日 3 次，口服。

2. 饮食调养　出血是本病的主要表现，食疗当以补血、止血为主。根据不同患者的具体情况，采用相应偏性的食疗方案，但应避免食用辛辣刺激、积热动血之品。

（1）红枣龟胶冻：生地 50 克，麦冬 50 克，红枣 100 克，水煎取浓汁 500 毫升；阿胶 50 克，龟板胶 50 克加水 1 000 毫升，隔水蒸化，倾入药汁中，加入冰糖 50 克，黄酒 20 克，慢火收膏。每服 20 毫升，每日 3 次。功效滋阴潜阳，养血止血，适用于血小板减少症见阴血不足、骨蒸劳热者。

（2）桂圆肉花生汤：大枣 15 克去核，与花生（连红衣）250 克，桂圆肉 12 克加水同煮。随时代茶饮，每日 1 剂。功效健脾补心,养血止血,适用于血小板减少症脾虚肌衄或虚劳血虚等。

(3) 柿树叶:将干柿树叶(经霜打者为佳)研细面,每服 3 克,开水送服,每日 3 次,30 日为 1 个疗程。功效清热、凉血、止血,适用于血小板减少症血热出血者。

(4) 猪皮茅根煎:将猪皮 500 克去毛洗净,加入煎好的白茅根(60 克)水炖至稠黏,再加入适量冰糖拌匀。分 4～5 次食用,每日 1 次,连服数剂。功效清热解毒,利湿化斑,适用于血小板减少症热毒壅盛型。

(5) 鲜荞麦叶汤:鲜荞麦叶 100 克,藕节 4 个,水煎。每日 1 次,连服 5～7 日。功效清热利湿,适用于热毒壅盛型紫癜。

(6) 鲜鳔羹:黄花鱼鳔 200 克,旱莲草 60 克(布包)放入锅内用慢火煲炖,时时搅拌,防止烧焦,使鱼鳔全部炖化,去渣。每剂分 4 次口服,每日 2 次,连服数剂,服时加热。功效清热解毒,滋阴利尿,适用于热毒壅盛型紫癜。

(7) 枸杞子参枣鸡蛋汤:枸杞子 10～15 克,红枣 10 枚,党参 15 克,鸡蛋 2 枚,放砂锅内同煮成汤,鸡蛋熟后去壳取蛋,再煮片刻。食蛋饮汤,每日或隔日 1 次,连服 6～7 剂。功效补气养血,适用于气不摄血型紫癜。

(8) 鳖甲汤:牡丹皮 12 克,鳖甲 50 克,生地 30 克,水煎。每日 1 剂,连服 8～10 剂。功效养阴清热,凉血止血,适用于血小板减少症阴虚血热型。

3. 起居调养

(1) 积极预防呼吸道感染:注意保持室内卫生,定时通风换气,养成良好卫生习惯,重视个人手卫生。随气候变化适时增减衣物,尤其需要注意避免忽冷忽热。流感流行季节不要去人群密集的公共场所,外出戴口罩。避免接触感冒患者。感冒时切忌自行服用抗生素及各种感冒药物,应及时寻求血液专科医师诊治。

(2) 饮食全面、营养、均衡:以清淡、易消化饮食为主,每日

沪上中医名家养生保健指南丛书

保证摄入一定量的蔬菜和水果,瘦肉、豆制品、河鱼可以适量食用,少食辛辣、生冷、厚腻食物。免疫性血小板减少症患者出血属热者,宜选用偏寒凉食物。无明显热象的虚证患者,饮食宜偏凉或偏平,忌食温热。蔬菜水果多属寒凉,对止血有利,尤其是鲜藕、荸荠、木耳、梨、杨桃、荠菜,均能凉血止血。若同时伴有贫血,宜进食含铁丰富的食物,如动物肝脏、瘦肉、蛋黄,以及菠菜、芹菜、苋菜、荠菜、西红柿等蔬菜。使用糖皮质激素的患者,应保证每日饮用一定数量的牛奶以补充钙剂,同时加大蔬菜、水果的摄入以预防缺钾。

(3) 生活起居有规律:养成良好生活习惯,按时入睡及起床,不熬夜,不贪睡。戒烟酒,节房事,禁愤怒,保持情绪乐观。坚持适当锻炼身体,增强体质,保证气血流通,提高机体抗病能力。

4. 局部治疗　患者鼻衄、齿衄时,可局部用云南白药或三七粉棉球填塞或压迫止血。平时应注意口腔卫生,用软毛牙刷刷牙,并勤用凉淡盐水漱口。由于本病存在出血或出血风险,不推荐针灸及推拿等治疗。

第二节　过敏性紫癜

➕【疾病概述】

过敏性紫癜是一种血管变态反应性出血性疾病,亦称免疫性血管性疾病。其发病机制主要是由于机体对某些物质发生变态反应,引起毛细血管壁的通透性和脆性增高,并伴小血管炎。主要表现为皮肤紫癜、黏膜出血、关节炎、腹痛黑便、血尿等症。根据皮肤出现大小不等的出血性皮疹,属中医学"肌衄""紫斑"范畴。当出血及肌肤紫癜、瘀斑急性发作可出现类似"发斑""葡萄疫"表现。

中医学认为本病是由于风湿之邪侵袭,与气血相搏,热伤脉络,使血不循经,溢于脉外,渗于肌肤而成。黄振翘教授认为引起出血的主要病因病机是风、热、湿、毒、瘀。风热外袭,火伤血络,血热妄行;风热夹湿,或与内湿相合,胶着不去,反复发作;邪毒损精,内有瘀热;饮食不节,伤及脾土,脾失健运而生内湿,脾气亏虚,不能统血,血溢脉外,也可见到标本互见之证。治疗当不离治风、热、湿、毒、瘀。

本病以儿童和青少年多见,可由多种因素引起,而直接致病因素往往难以确定。常见的病因有细菌和病毒感染、寄生虫感染、进食动物异体蛋白、药物(如抗生素、解热镇痛药等)及寒冷刺激、精神因素等。本病常可以自愈,也往往反复发作。

中医治疗根据外感者多见风热燥火之邪侵袭,伤于肺胃,入血动血,必先疏风凉透,气血双清。内伤者有不同脏腑受累,以脾胃湿热为主,以实证为主,治清胃火泄湿毒,并护其脾胃;以虚证为主,则健脾利湿,兼以泻火凉血。心火过盛为主者,当泻心降火,滋其肾水;血热动血为主者,宜凉血清热,兼以透泄;虚火为主者,治以滋养降火。又因本病不离风、热、湿、毒、瘀,黄教授在治疗上提出以祛风清热凉血为先,兼顾利湿解毒,均配合治瘀的原则。

✚【养生指导】

虽然本病病因不十分明确,但总属于禀赋薄弱,体质不强,易感外邪,情志或饮食失调,劳累过度,接触理化毒物等。本病的养生指导原则:避免外感,防止感染;劳逸结合,注意休息;饮食清淡,结构合理;保持心情愉快,避免情志过度;适当运动,增强体质。

一、发病前预防

1. **合理饮食,劳逸结合** 平时宜合理饮食,做到饮食清淡,

沪上中医名家养生保健指南丛书

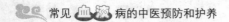

营养均衡,尤其忌食海鲜腥物、辛辣油炸刺激之品。尽量不食用平时不吃或很少吃的食物,以防过敏,必要时可极少量进行试探,若有紫癜出现,立即停服。不暴饮暴食,也不过饥或饮食无规律。此外,起居有常,顺应四时,天人相应,不妄作劳,劳逸结合,也很重要,是防病关键。如《内经》的五劳所伤,即"久行伤筋,久立伤骨,久坐伤肉,久卧伤气,久视伤血"。尤其长时间行走或过度劳累,会加重双下肢的紫癜或血尿症情。

2. 适当运动,增强体质 由于体质因素,血脉薄弱,容易发生本病。细菌、病毒等微生物感染,接触各种化学或放射物质,体力或脑力过度疲劳,长期的精神焦虑紧张或烦躁易怒,均是引发本病的重要诱因。因此,平时宜适当运动,增强体质,但应避免剧烈运动,防止紫癜、血尿等加重。

3. 药物预防

(1) 平时可以多进食新鲜水果和蔬菜,补充维生素 C。必要时适当服用复方芦丁片,以降低毛细血管脆性,每次 1～2 片,每日 3 次,温开水送服。

(2) 体虚者,若反复感冒,气虚不固:可选用黄芪 15 克,防风 10 克,白术 15 克,大枣 7 枚,每日 1 剂,煎汤服用;或直接服用玉屏风冲剂,每次 1 包,每日 3 次。

(3) 老年人若体质不强,腰酸乏力:可选用六味地黄丸,每次 8 丸,每日 3 次,温开水送服。偏于肾阴亏虚,如潮热盗汗,心烦口干,可服用左归丸;偏于肾阳不足,如畏寒肢冷,尿频便溏,可服用右归丸;偏于肝肾精亏,视物模糊,双目干涩,可服用杞菊地黄丸。用法均为每次 8 丸,每日 3 次。

(4) 气血两虚,面色少华,失眠多梦:可选用归脾丸,每次 8 丸,每日 3 次,温开水送服。

(5) 脾胃虚弱,胃口不佳:可选用香砂六君子丸,每次 8 丸,每日 3 次,温开水送服。若大便溏薄,可以服用四君子合剂健脾益气止泻,每次 10 或 15 毫升,每日 3 次。

(6) 外治法：胎发适量烧灰，吹鼻。有止血化斑作用。

二、发病后养护

本病从病程长短可辨虚实。起病急、病程短者多实证；病程较长者，多见虚证，且为以虚为主、虚实挟杂之证，必须结合紫癜及伴随的脉证辨明。外感者多见风热燥火之邪侵袭，伤于肺胃，入血动血；内伤出血者有血从下泄，以脾胃湿热或克伐脾胃，伤及脉络；虚火者多见阴精亏虚之证，与肾关系；儿童禀赋薄弱，脾胃虚弱，易于受邪。治疗原则：急则治其标，缓则治其本。需区别紫癜急性发作期与慢性缓解期及是否兼有其他出血证。紫斑发作时，兼有血尿证，应以止血为要，当降气、降火、利湿为首务，必要时当结合西药以急救；缓解期治疗当以培补气血、补益脾肾为主。

1. 药物调治

（1）风热伤络

症状：起病急骤，发热微恶风寒，紫癜以下肢为甚，或布于全身，或兼有衄血，或伴有腹痛，关节肿痛等证，舌红，苔薄黄，脉浮数。

治宜：疏风清热，凉血止血。

方药：金银花 15 克，连翘 15 克，豆豉 10 克，牛蒡子 10 克，桔梗 10 克，鲜芦根 30 克，竹叶 5 克，薄荷 5 克（后下），蒲公英 15 克，荆芥 10 克，防风 10 克，桑叶 5 克，生地 12 克，当归 10 克，赤芍 10 克，丹皮 10 克，大小蓟各 15 克，白茅根 15 克，茜草根 15 克，生甘草 10 克。每日 1 剂，煎服。

（2）邪毒内蕴

症状：发病较急，壮热口渴，肌肤瘀点，或见大片青紫瘀斑，常伴有衄血，或月经过多，甚至吐血，咽干舌燥，大便干结，舌质红绛，苔黄燥，脉滑数。

治宜：清热解毒，凉血化瘀。

沪上中医名家养生保健指南丛书

方药:水牛角 30 克(先煎),生地 30 克,玄参 15 克,丹皮 10 克,紫草 15 克,小蓟 15 克,仙鹤草 15 克,生石膏 30 克(先煎),黄连 5 克,黄柏 5 克,黄芩 10 克,知母 10 克,连翘 15 克,桔梗 5 克,赤芍 15 克,生甘草 10 克。每日 1 剂,煎服。

(3) 阴虚火旺

症状:起病缓慢,病程较长,肌肤紫斑时轻时重,或伴有衄血,头晕耳鸣,心烦不宁,手足心热,潮热盗汗,舌质红,无苔或花剥,脉细数。

治宜:滋阴清热,凉血止血。

方药:茜草根 15 克,侧柏叶 15 克,生地 15 克,山茱萸 10 克,丹皮 10 克,玄参 15 克,女贞子 15 克,知母 10 克,黄柏 5 克,黄芩 10 克,龟板 10 克,旱莲草 15 克,阿胶 10 克(烊),生甘草 10 克。每日 1 剂,煎服。

(4) 脾肾两虚

症状:起病缓慢,紫斑色紫暗淡,多散在出现,时隐时现,或有便血,头晕心悸,腰膝酸软,四肢倦怠,食少便溏,舌质淡,苔薄白,脉细弱。

治宜:健脾益肾,摄血止血。

方药:党参 15 克,黄芪 20 克,白术 15 克,当归 15 克,炙甘草 10 克,茯苓 10 克,远志 10 克,酸枣仁 15 克,木香 5 克,龙眼肉 15 克,仙灵脾 15 克,熟地 15 克,阿胶 10 克(烊),补骨脂 15 克,肉桂 5 克。每日 1 剂,煎服。

(5) 瘀血阻络

症状:瘀斑色紫而暗,月经夹有血块,面色黧黑,毛发枯黄,胸闷胁痛,舌质紫暗,有瘀点、瘀斑,脉弦或涩。

治宜:活血通络,理气止血。

方药:桃仁 10 克,红花 5 克,当归 15 克,赤芍 15 克,白芍 10 克,柴胡 5 克,川芎 5 克,生地 15 克,丹皮 10 克,丹参 15 克,桔梗 5 克,怀牛膝 10 克,枳壳 10 克。每日 1 剂,煎服。

2. 饮食调理　饮食宜清淡,包括食材和做法都宜清淡。鱼虾海鲜、羊、狗、鹅、鸡、猪头肉、猪蹄及芫荽、大蒜、洋葱等物均属燥热动火之品,不宜食用。应忌烟酒、海鲜、辛辣、油炸、发物等刺激之品,慎高粱肥甘生湿之品,以清淡饮食为主。可选用以下膳食方药。

(1) 红枣 15 克,甲鱼 200 克,共煎煮,每日 1 剂。可滋阴养血,适用于面色少华、阴血亏虚者。

(2) 阿胶 150 克,冰糖 300 克,阿胶烊化后与冰糖同煮熬成糖,不拘时间,随意嚼服。功能补血填精,养血止血。

(3) 猪肉 100 克,乌鸡 1 只,陈皮 10 克,砂仁 15 克,加水适量,加盐油调味,文火炖 2 小时,饮汤食肉。适用于脾肾亏虚,气阴不足者。

(4) 鲜藕 100 克,芡实 30 克,莲子 60 克,花生 50 克,加粳米 150 克,白糖适量,放入砂锅内,加水煮成稠粥,每日 2～3 餐温服。有补血止血,养血敛精之功。

(5) 白扁豆 100 克,大枣 20 克,冰糖 50 克,粳米 100 克,加水煮粥,每日 1 剂。功能健脾摄血。

(6) 鲜藕连节 100 克,鲜茅根 100 克,洗净切片,煎汤代茶饮用。可凉血止血,或预防出血。

3. 起居调养　注意保持环境清洁卫生和空气流通。避风寒,注意保暖,积极预防呼吸道、胃肠道、泌尿道等感染。防止昆虫叮咬,避免花粉、尘埃等过敏。慎用或禁用某些药物,须在医师指导下服用。保证充足的休息,避免过度劳累及长时间行走。避免情绪剧烈波动和精神刺激。慎饮食,戒烟酒,节房事。为防止疾病复发,治愈后应坚持巩固疗程。

4. 情志调畅　保持乐观情绪,避免精神紧张、激动及悲观失望,对疾病的康复非常重要。七情内伤是导致疾病发生的内在病因,也是致使疾病发展的重要因素。因本病除了皮肤紫癜,还可伴有血尿,和(或)少量蛋白尿,痊愈后时有复发,患者易焦虑紧张,所

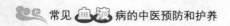

以特别要注重患者心理、精神、情绪等调节,加强医药知识宣教,解除疑虑,帮助患者树立信心,保持良好心态,配合治疗巩固。

 第三节　血栓性血小板减少性紫癜

🩹【疾病概述】

血栓性血小板减少性紫癜是一种血栓性微血管病,以微血管内弥散性血栓堵塞为主要特征,临床表现以溶血性贫血、血小板减少、神经系统症状(三联征)、发热和肾损害等(五联征)为主要特征。中医学按照本病的主要表现,多归属于"血证""黄疸""伏气温病"等范畴。

本病的病因不明,可能与各种病因(感染、妊娠、结缔组织病、恶性肿瘤、药物等)损害微血管内皮细胞有关,导致内皮细胞抗血栓能力减低,内皮细胞增生和管腔闭塞,引起局灶性坏死和出血,几乎可以累及所有的脏器。

中医学认为,本病多因正虚邪实而发病。正虚,包括因先天禀赋薄弱,肾精亏虚,后天久病或产后等导致五脏气血亏耗,功能失调,以致正气不固,邪气外干,感受外邪,若感受热毒之邪,侵入肺胃,伤及营血,耗血动血,而发生"血证";若感染湿热疫毒之邪,交蒸于肝胆,胆汁不循常道,外溢肌肤,下渗膀胱,而发生"黄疸";热毒炽盛,燔灼肝经,内陷心包,上蒙轻窍,煽动内风,而出现发热、头痛剧烈、神志昏迷等;若感受邪毒(如化学毒物、药物等),可暴伤五脏,气血俱亏。气血不足,血行迟滞而成瘀,久病或热病使阴津亏耗,邪毒内蕴,热毒煎熬营血亦可致瘀,瘀血停滞,血不循经而溢脉外,导致各部位出血,诱发本病。

典型血栓性血小板减少性紫癜几乎涉及所有脏腑,既可在皮肤、口鼻,亦可在肺、胃、肠道、膀胱等处,甚者可扰及神明,病及颅脑。

血栓性血小板减少性紫癜大多起病急骤,发展迅速。最常见的症状为出血,表现为皮肤瘀斑瘀点,其他如鼻出血、齿龈出血、吐血、便血、血尿、眼底出血。患者常发生严重溶血,表现为黄疸、深色尿或酱油色或浓茶色。因为严重的出血和溶血,大多数患者表现中、重度贫血。本病另一常见症状是神经精神异常,可出现头痛、性格改变、意识障碍、语言、感觉与运动障碍、抽搐、昏迷等。多数患者有蛋白尿,尿中出现红、白细胞与管型,严重者发生急性肾功能衰竭。部分患者亦有低、中度发热。

本病起病急骤,病情凶险,治疗以西医为主。中医药治疗本病,根据感染邪毒、脏腑虚实辨证,而血瘀贯穿于本病始终。主要辨证分型为热盛血瘀、湿热血瘀、气虚血瘀及肾虚血瘀。治疗以清热解毒、凉血止血或益气养血止血,不忘活血化瘀。

【养生指导】

本病是血液系统较少见的急危重症,起病急骤,病势凶险,但总属于素体亏虚,情志或饮食失调,接触理化毒物等。血栓性血小板减少性紫癜的养生指导原则:加强锻炼,增强体质,调节情志,避免过度忧思,注意休息及避免外感。

一、发病前预防

1. **适当体育锻炼,劳逸结合** 由于体质羸弱,容易发生本病。过度疲劳、精神紧张、孕期产后情志不舒、外科手术等,是引发疾病的重要诱因。可选择太极拳、五禽戏等舒缓型体育项目锻炼。避免外感,减少疾病发生。

2. **合理饮食,劳逸结合** 合理饮食,注意营养。避免过期腐败之品及肥甘厚腻、辛辣生冷之物。

3. **药物预防**

(1) 体虚易感:可选用玉屏风颗粒,每次 1 包,每日 2 剂,温开水送用。

（2）脾虚纳差：可选用香砂六君子丸，每次 8 丸，每日 3 次，温开水送服。

（3）肾虚口干：可选用六味地黄丸，每次 8 丸，每日 3 次，温开水送服。

二、发病后养护

1. 药物调治　治疗用药原则，发作期注意清热解毒与利湿、化瘀兼顾，缓解期重在补脾和滋肾。

（1）发作期的治疗

1）气血两燔，见出血、发热为主

治宜：清热解毒，凉血泻火。

方药 1：水牛角 30 克（先煎），生石膏 30 克（先煎），生地 20 克，知母 15 克，玄参 15 克，丹皮 12 克，黄连 9 克，三七粉 6 克（吞），藕节 15 克，白茅根 15 克。每日 1 剂，煎服。

方药 2：水牛角 30 克（先煎），生地 15 克，赤芍 15 克，丹参 15 克，丹皮 12 克，菖蒲 15 克，紫草 15 克，大黄炭 8 克。每日 1 剂，煎服。

2）湿热内蕴，见出血、黄疸为主

治宜：清热利湿，化瘀解毒。

方药：茵陈 30 克，栀子 15 克，黄连 12 克，泽泻 12 克，赤芍 12 克，水牛角粉 6 克（冲服），茜草 15 克，藕节 15 克，车前草 15 克。每日 1 剂，煎服。

中成药可选用紫雪丹或安宫牛黄丸，每次 1 丸，水研灌服。也可配合醒脑静、痰热清注射液等静脉滴注。

（2）恢复期的治疗

1）气虚血瘀

症状：皮肤巩膜黄染，瘀斑瘀点反复，神疲乏力，纳差便溏等。

治宜：益气摄血，化瘀止血。

方药:黄芪 20 克,党参 20 克,茯苓 15 克,薏苡仁 15 克,山药 15 克,茜草 15 克,藕节 15 克,炙甘草 6 克,三七粉 6 克(吞)。每日 1 剂,煎服。

中成药可选用四君子合剂、参苓白术散,每次 1 包,每日 3次,温水送服。

2) 阴虚血瘀

症状:瘀斑瘀点色暗,潮热盗汗,腰膝酸软,心烦失眠,口渴便干等。

治宜:滋阴清热,化瘀止血。

方药:枸杞子 15 克,菟丝子 15 克,熟地 15 克,山药 15 克,山茱萸 12 克,泽泻 10 克,赤芍 10 克,丹皮 10 克,蒲黄炭 15 克,紫草 10 克。每日 1 剂,煎服。

中成药可选用杞菊地黄丸、知柏地黄丸,每次 8 克,每日 3次,温水送服。

2. 饮食调养　饮食宜清淡,少吃油腻,禁忌辛辣煎炸烘烤品;软食为主,避免生冷;适当补充新鲜蔬菜及水果,戒除烟酒。

3. 起居调养　保持室内空气新鲜,居住房间定期消毒,注意个人卫生,尤其皮肤、口腔、二阴清洁。避免热毒、温毒、秽浊不洁之水、污染腐败之食、药毒损伤。劳逸结合,起居有常。有肌衄、齿衄等出血症状时,应卧床休息,避免剧烈活动、用力摒便,以防止出血加重。

保持良好的心态,解除疑虑、忧思、恼怒等因素的刺激,对疾病的康复是十分必要的。

第四节　血友病

✚【疾病概述】

血友病是 X 染色体连锁的隐性遗传性出血性疾病,包括血友病 A(因子 Ⅷ 缺乏)和血友病 B(因子 Ⅸ 缺乏),其共同特征是活性凝血活酶生成障碍,凝血时间延长,终身具有轻微创伤后出血倾向。根据血友病的临床表现,中医将其归属于"血证""外伤血证"范畴。

缺乏因子 Ⅷ、Ⅸ,凝血活酶生成减少,使内源性凝血系统发生障碍而引起出血。血友病 A 及血友病 B 均由于患者 X 染色体上控制凝血因子合成的基因缺陷,可为基因点突变、小范围基因缺失或基因调控区缺陷,不能产生正常促凝成分或产生了异常促凝成分,导致疾病产生。

中医学认为,主要因为先天禀赋薄弱,形气不足。究其源则在于父母先天精血不足,形体有偏,遗传于子女;后天调养不当,饮食不节,饮酒过多以及过食辛辣厚味,或滋生湿热,热伤脉络;或损伤脾胃,血失统摄而导致出血;或因情志失调,七情所伤,五志化火,是"血证"发生的重要原因。思虑恼怒过度,可致肝气上逆或肝郁化火,损伤脉络而导致出血;或因劳倦过度,脏腑功能失调,伤气则气不摄血,伤精则阴虚火旺,进而引起出血。而各种外伤是血友病出血的继发病因,外伤可导致受伤部位出血不止。

血液生化于脾,藏受于肝,且血友病为先天性疾病,故血友病的病变脏腑主要责之肝、脾、肾。

血友病为发作性疾病,多数起病较缓,主要临床表现为异常出血和反复出血,突出为深部血肿和关节积血。

中医治疗血友病,根据证候的虚实及病情的轻重不同,分为血热妄行、阴虚内热、气不摄血、瘀血阻络,治疗采用清热泻火、凉血止血;滋阴清热、凉血止血;健脾益气、摄血止血;活血化瘀止血等。

✚【养生指导】

本病常因外伤、饮食、手术等诱发,因此平时避免过度劳累

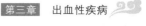

或碰撞,注意饮食。无论因何种疾病就医,都不要隐瞒病情,避免因针刺、注射、开刀等引发出血,甚至危及生命。

一、发病前预防

1. 适当体育锻炼,增强体质　本病属于遗传性疾病,因此父母应做好孕前产前检查。平时要进行合适的体育活动,尤其要增强肌肉及关节的体育锻炼。避免爬高、蹦跳、踢球、长跑等剧烈运动,以免因过度锻炼或跌、摔、碰、扭伤等外力引起局部或内脏出血。

2. 合理饮食,调畅情志　饮食不当,如大量饮酒或食用坚硬、粗糙及其他刺激性食物,容易引起口腔或消化道出血。起居规律,保证充足的睡眠,避免因过度疲劳而诱发出血。保持情绪安定,防止情绪波动,诱发出血。

3. 药物预防

(1) 体虚易感:可选用玉屏风颗粒,每次 1 包,每日 3 次,煎汤服用。

(2) 脾胃虚弱:可选用四君子合剂,每次 2 支,每日 3 次,温开水送服。

(3) 体虚内热:可选用知柏地黄丸,每次 8 丸,每日 3 次,温开水送服。

二、发病后养护

西医治疗血友病的主要措施是补充替代治疗,目的是提高患者血浆因子水平,达到止血目的。而中医则针对消除七情、饮食内伤之因,结合血友病的病机特点,审证施治。具体分为急性型和慢性型。急性型临床见起病急,血色鲜红,量多,发热烦躁等表现;慢性型起病较缓,血色淡,疲乏无力,痛有定处等。

1. 药物调治　治疗用药原则,急性型以清热泻火、滋阴清热为主;慢性型以健脾益气、活血化瘀为主。

沪上中医名家养生保健指南丛书

（1）急性型的治疗

1）血热妄行

症状：量多色鲜红，兼有烦躁不安，身热汗出，大便干结，小便黄赤。

治宜：清热解毒，凉血止血法调治。

方药：水牛角 30 克（先煎），生地 20 克，赤芍 10 克，丹皮 10 克，金银花 10 克，连翘 10 克，生侧柏 10 克。每日 1 剂，煎服。

2）阴虚火旺

症状：出血，血色鲜红，潮热，手足心热，兼心烦，口渴，盗汗。

治宜：滋阴清热，凉血止血法调治。

方药 1：知母 9 克，黄柏 10 克，生地 30 克，枸杞子 15 克，丹皮 12 克，阿胶 10 克（烊），女贞子 15，侧柏叶 15 克，旱莲草 30 克。每日 1 剂，煎服。

方药 2：秦艽 15 克，鳖甲 15 克，地骨皮 15 克，当归 10 克，知母 10 克，茜草根 15 克，白茅根 15 克，紫草 15 克。每日 1 剂，煎服。

（2）慢性型的治疗

1）气不摄血

症状：出血绵绵，血色淡，反复不止，兼神疲乏力，心悸气短，动则加重，或自汗等。

治宜：健脾益气，摄血止血。

方药 1：黄芪 30 克，党参 15 克，白术 12 克，茯苓 15 克，当归 15 克，阿胶 10 克，仙鹤草 15 克，蒲黄 15 克（包煎），茜草根 15 克，紫草 15 克。每日 1 剂，煎服。

方药 2：党参 20 克，黄芪 20 克，当归 15 克，首乌 15 克，鸡血藤 15 克，制附片 10 克，紫草 10 克，茜草 10 克，大黄 10 克。每日 1 剂，煎服。

2）瘀血阻络

症状：出血色紫暗，关节肿痛，痛有定处，自觉身体某部位发热,口干咽燥等。

治宜:活血化瘀止血。

方药:桃仁 10 克,红花 10 克,当归 15 克,生地 15 克,川芎 10 克,赤芍 10 克,三七粉 5 克(冲服),鸡血藤 30 克,茜草 30 克,仙鹤草 15 克。每日 1 剂,煎服。

3) 中成药

血宁片:每次 4~6 粒,每日 3 次,饭后服用,温开水送服。

血宁糖浆:每次 10~20 毫升,每日 3 次,温开水送服。

2. 饮食调养　平时合理饮食,避免食用冷硬、粗糙、刺激之品。可选用以下膳食方药。

(1) 五汁饮:鲜藕 500 克,生梨 500 克,生荸荠 500 克,生甘蔗 500 克,鲜生地 500 克。以上诸品去皮,洗净,切碎捣烂取汁,每次 20~50 毫升,每日 5~6 次。具有凉血、止血、生血之功。

(2) 花生米方:带红皮花生米或熟花生米 100~200 克,每日服用。对轻型血友病 A 的出血有一定疗效。

3. 生活调养　本病为先天性疾病,因此应做好孕前诊断,及早给予相应处理。已发病者,应积极预防感染;避免食用粗糙、冷硬、辛辣刺激食品,以免耗气伤阴,损伤口腔及消化道;避免过度疲劳、剧烈活动,严防外伤、碰撞、跌扑、扭伤;避免手术,尽量避免肌内注射、静脉穿刺等治疗;忌服阿司匹林、吲哚美辛、双嘧达莫等抑制血小板聚集或扩张血管、增强血管脆性的药物。

精神刺激是本病出血的重要诱因之一,应保持乐观情绪,心情舒畅,避免情绪波动、精神紧张,对疾病的康复是非常重要的。

 第五节　弥散性血管内凝血

➕【疾病概述】

弥散性血管内凝血是一种在某些疾病基础上,由致病因素激活凝血系统,导致全身微血栓形成,凝血因子被大量消耗并继发纤溶亢进,从而在临床上表现为"相互矛盾"的获得性全身性血栓-出血综合征。弥散性血管内凝血本身并不是一个独立的疾病,而只是众多严重疾病发展过程中的某一病理过程,其临床表现包括基础疾病的临床表现和弥散性血管内凝血两部分。弥散性血管内凝血本身的临床表现为多部位出血、穿刺及创面渗血或不易止住、微循环障碍、血栓栓塞、微血管内溶血等。中医学根据本病的临床表现和证候特征,可归于"血证""紫斑""厥脱"等辨证。因本病病因多端,病机复杂,故发病轻重缓急及病程都不相同。常见的病因主要有感染(细菌感染、病毒感染等)、恶性肿瘤(急性白血病如 APL、淋巴瘤、恶性血管内皮瘤等)、严重创伤和组织损伤、烧伤、毒蛇咬伤或某些药物中毒等;病理产科(羊水栓塞、胎盘早剥、妊娠高血压等)。

中医学认为,本病总由先天禀赋不足,后天失养,正气亏虚,复因感受六淫之邪、疫毒、药毒、蛇毒等,致正邪交争,毒入营血,瘀毒内盛;或大病、热病、久病之后,耗伤气阴,久病入络,血脉瘀阻;或大病骤发,阴阳失调,气血逆乱,致血不循常道。宿疾瘀血是本病的关键,因为有宿疾,加之瘀毒内阻,损伤脉络,致血瘀血溢。

本病的病位主要在脉络,既有气分及营血受累,又可涉及全身五脏六腑,甚至可病及脑髓。本病无论缓急,均变化多端,病情危重,为大病、重症,预后多不良。

审病求因对本病的诊断和治疗有重要的意义。感染疫毒、毒蛇咬伤、热病之后,辨证多属热盛血瘀证;大病、久病、重病过程中继发,辨证多属气虚血热证;大病、久病之后发生多属阴阳两虚、瘀毒内蕴,甚至阴阳离决导致的厥脱证。根据病程及虚实顺逆,分为早期、中晚期。在早期,症见皮肤大片瘀斑,色鲜红或紫暗,心烦不宁,口舌干燥,舌红或紫绛,有瘀点、瘀斑,脉弦数、洪数,实证、热证为主;在中晚期,或面色灰暗、肌肤瘀斑色暗,四肢不温,自汗或盗汗,面色苍白,气短倦怠,舌淡紫,有瘀点、瘀斑,脉沉细,或浮大,或脉微弱,或脉细欲绝,多以虚证、寒证为主。中医治疗弥散性血管内凝血,以活血化瘀、纠正脏腑虚实、气血盛衰为基本原则;并结合分期、分型的不同,采取不同的治法。急性型以热盛血瘀为主者,当以清热凉血、活血化瘀为主;亚急性型、慢性型见虚实夹杂或虚证为主者,当以益气活血、凉血养阴活血、温阳活血为主。且应结合治疗原发病,纠正脏腑的偏胜偏衰。

➕【养生指导】

可诱发弥散性血管内凝血的原发病,几乎涉及全身各系统疾病,而弥散性血管内凝血一旦发生则病情危急,抢救成功率较低。因此,弥散性血管内凝血的养生指导原则重要的是预防,积极去除病因。

一、发病前预防

1. 增强体质,及时控制感染　由于感染是引发疾病的重要诱因,因此适当增加体育锻炼,避免外感,避免剧烈碰撞,避免外伤、烧伤、虫蛇咬伤外伤,减少疾病发生。

2. 调畅情志,劳逸结合　抑郁、恼怒或悲哀过度,可致肝失疏泄,气机不畅,气滞血瘀;劳逸不当,饮食不调,可致脾胃损伤,痰湿内盛,痰毒内蕴,瘀毒内阻,从而诱发疾病,故应避免。

3. 定期体检,及早治疗　如病理产科的早期处理、恶性肿瘤的早期发现和早期治疗等。定期体检、积极治疗原发病是预防的关键。

4. 药物预防　对于起病相对较缓的,如某些白血病、淋巴瘤、感染后继发者,积极治疗原发病后应根据不同的症状治疗。

（1）气阴两虚:可选用党参 15 克,北沙参 10 克,石斛 15 克,地骨皮 10 克,山茱萸 10 克,五味子 10 克。每日 1 剂,煎汤服用。

（2）脾虚湿盛：可选用香砂养胃丸，每次 8 丸，每日 3 次，温开水送服。

（3）瘀血阻滞：可选用云南白药，每次 2 粒，每日 3 次，温开水送服；或选用藏红花 3 克，煎汤代茶频饮，连用 3～5 日。

二、发病后养护

急性发病后以西医肝素、血浆输注等治疗为主。中医药干预多在发病前期或原发病治疗后进行。

1. 药物调治　治疗用药原则，发作前期注意化瘀与清热解毒利湿兼顾，治疗后期重在补虚和通络。

（1）发作前期的治疗

1）热盛血瘀

症状：皮肤大片瘀斑，色红或暗，或见吐血，便血，尿血，兼有壮热口渴，心烦不宁。

治宜：清热凉血，活血化瘀法调治。

方药 1：水牛角 30 克（先煎），生地 15 克，丹皮 15 克，赤芍 15 克，当归 15 克，丹参 20 克。每日 1 剂，煎服。

方药 2：水牛角 30 克（先煎），生地 20 克，丹皮 15 克，紫珠草 15 克，栀子 10 克，制川军 10 克，白茅根 15 克，丹参 20 克。每日 1 剂，煎服。

2）湿毒血瘀

症状：皮肤瘀斑，黄疸，或见白睛黄染，纳差腹胀，舌苔黄厚腻。

治宜：化湿解毒，活血通络法调治。

方药 1：龙胆草 6 克，黄柏 15 克，茵陈蒿 15 克，泽泻 10 克，栀子 10 克，大黄 6 克，藕节 15 克，槐花 15 克，仙鹤草 15 克。每日 1 剂，煎服。

方药 2：黄连 6 克，黄芩 10 克，黄柏 10 克，大黄 6 克，青黛 10 克，当归 15 克，川芎 10 克，赤芍 10 克。每日 1 剂，煎服。

兼有神昏谵语，可加用安宫牛黄丸或紫雪丹化服；结合丹参注射液或血塞通静脉滴注。

（2）原发病控制后期的治疗

1）气虚血瘀

症状：皮肤瘀斑瘀点色淡，时作时止，或伴有鼻衄，齿衄，血色稀淡，兼神疲乏力，纳呆食少等。

治宜：益气养血，活血化瘀法调治。

方药：赤芍 15 克，当归尾 15 克，地龙 15 克，黄芪 60 克，川芎 10 克，丹参 30 克，丹皮 10 克，党参 10 克。每日 1 剂，煎服。

中成药可选用八珍颗粒和血府逐瘀颗粒合用，扶正与化瘀兼备。

2）阴虚血瘀

症状：皮肤瘀斑色淡或淡紫，或有鼻衄，咯血，尿血，兼低热盗汗，五心烦热，心悸失眠，头晕耳鸣等。

治宜：滋阴养血，活血化瘀法调治。

方药：猪脊髓 50 克，知母 10 克，黄柏 10 克，龟板 10 克，熟地黄 15 克，生地 15 克，桃仁 10 克，红花 5 克，赤芍 15 克。每日 1 剂，煎服。

3）阳虚血瘀

症状：皮肤瘀斑色淡紫暗，皮下青紫，或伴有鼻衄，便血，兼倦怠乏力，畏寒喜暖，四肢厥冷，气短自汗等。

治宜：温阳益气，活血化瘀法调治。

方药：人参 10 克，熟附子 10 克，桃仁 10 克，红花 10 克，赤芍 10 克，当归 15 克，生地黄 15 克，川芎 10 克，黄芪 15 克，干姜 10 克，参三七 10 克。每日 1 剂，煎服。

配合参麦注射液、参附注射液、丹参注射液等静脉滴注。

2. 起居调养　加强心理护理，帮助患者克服紧张情绪。绝

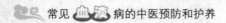

对卧床,避免摒便、用力、碰撞。观察弥散性血管内凝血的某些早期征象,如有无穿刺部位出血、有无采血时血液快速凝固。同时要针对原发病加强护理。

第四章
骨髓增生性疾病

 ## 第一节　真性红细胞增多症

【疾病概述】

真性红细胞增多症是一类克隆性骨髓增生性疾病,以红细胞增多不依赖于正常调控机制为主要表现,导致红细胞总数增多并常伴有髓系细胞和血小板增多。本病一般起病隐匿,患者偶尔因体检查血常规而发现,其血液学特点为外周血红细胞绝对数增多,常伴白细胞和血小板升高、脾大。表现为皮肤红紫、皮肤瘙痒、头晕头痛、目赤耳鸣、视力障碍、脾大、多汗、手足麻木、易怒失眠、记忆力减退及出血、血栓等并发症。最常见的症状和体征按发生频率递减依次为头痛、虚弱、瘙痒和多汗。本病一般发生于老年人群,因老年人血管性疾病(如冠状动脉病、高血压等)的发生率高,本病常与此类疾病合并发生,导致一系列病变。

真性红细胞增多症发病原因尚不十分明确,主要有以下几种。①红细胞生成素失调:患者造血系统不受红细胞生成素的正常调控,自主调节使红细胞造血功能异常亢进,致红细胞过多增生。②病毒学说:有学者从动物体内分离出真性红细胞增多的病毒,该病毒可以引起原红、幼红、网织红细胞增多。③染色

沪上中医名家养生保健指南丛书

体异常:最多见是 C 组染色体多一个,此外有非整倍体和缺失突变等。④肿瘤学说:由于部分本病患者晚期可进展为白血病,且用白消安治疗有效,表明本病可能是一种红细胞的肿瘤性疾病。

中医学认为,本病属于"血实""血证""癥积""眩晕"等范畴。本病病因主要有:素体阳盛,嗜食辛辣或厚腻食物,导致血分郁热,气滞血瘀;或肝气不舒,肝郁气滞,气滞血瘀;或先天不足,后天失养致气血虚弱,气血不足而因虚致瘀;或痰浊内阻,气滞血瘀而致。其基本病机为气滞血瘀,肝经实火和血热妄行。

中医学诊治真性红细胞增多症,需根据其先天禀赋、后天饮食情志是否失调、感邪深浅、气血虚实及邪正盛衰关系而定。本病早期以气滞血瘀为主,气机逆乱,瘀血内停,因此治以活血化瘀,行气止痛。若偏于肝郁,则辅以疏肝理气,调畅气机;若肝经实火,则治以清肝泻火。本病后期可能出现虚实夹杂,如气不摄血等,需注意气血阴阳与脏腑偏盛关系,以准确辨证施治。

【养生指导】

真性红细胞增多症的养生指导原则:平素气血充实之人,注意避免盲目进补(如鹿茸、人参等),同时及时处理相关疾病,如高脂血症、高血压等。发病后,早期以气滞血瘀为主,治以活血化瘀、行气止痛;后期虚实夹杂,需扶正祛邪兼施。

一、发病前预防

1. 无明显诱因的面红耳赤需就医　如出现无明显诱因(如饮酒、剧烈活动、情绪激动)的持续面红耳赤或手掌紫红等症状,需尽早至医院检查血常规排除红细胞增多,必要时行骨穿刺检查排除本病。

2. 进补需适度,勿犯"实实之戒"　平时身体强壮者(素体阳盛者)避免盲目进补膏粱厚味。如人参是补气健脾的良药,但平素无脾气虚者,盲目进补人参,则可能会出现上腹部不适、胸闷、头痛目眩、鼻衄甚至血压升高等症状;温补肾阳的鹿茸用于无明显阳虚甚至阳亢者,也会导致口鼻出血、烦躁不安、血压突然升高等症状。长期进补此类药品有导致真性红细胞症的可能,即《黄帝内经》所说的"虚虚实实之戒"。

二、发病后养护

1. 药物调治

(1) 肝火血瘀

症状:面色红赤,口苦目眩,头晕或头痛,烦躁易怒,常有胁痛,耳鸣,可伴有胁下积块,舌质紫暗或红绛,苔黄腻,脉弦滑有力。

治宜:清肝泻火,活血化瘀。

方药:龙胆草、栀子、黄芩、柴胡、生地、泽泻各 10～15 克,甘草 10 克,鸡血藤 15 克,青黛 12 克(后下)。每日 1 剂,水煎服,分 2 次口服。

(2) 肝郁血瘀

症状:情志抑郁,胸胁胀闷窜痛,胁下积块,面色晦暗或暗红,妇女乳房胀痛,月经不调,舌质暗红或有瘀点、瘀斑,苔薄白,脉弦涩。

治宜:疏肝理气,活血化瘀。

方药:柴胡、川芎、红花、香附各 9 克,枳壳、赤芍、桃仁、当归、三棱、莪术各 15 克,熟地 20 克,甘草 6 克。每日 1 剂,水煎服,分 2 次口服。

(3) 气滞血瘀

症状:胸胁满闷,口唇发绀,胁下积块,痛有定处,伴头晕耳鸣,舌质暗红,脉细涩。

治宜:活血化瘀,行气止痛。

沪上中医名家养生保健指南丛书

方药:当归、红花、枳壳、郁金、柴胡、川芎、牛膝等 10 克,桃仁、甘草 6 克,生地、赤芍 15 克。每日 1 剂,水煎服,分 2 次口服。

(4) 热扰营血夹瘀

症状:斑疹隐隐,身热夜甚,口渴不甚或壮热口渴,齿鼻衄血,可伴心烦不寐,躁扰不宁,咳血、吐血、便血,或腹中癥块,舌红绛,苔黄,脉弦滑数。

治宜:清营凉血活血。

方药:水牛角 40 克(先煎),生地、玄参、紫草、白茅根各 30 克,丹参、赤芍、牛膝、金银花、连翘、侧柏叶、大蓟、小蓟各 15 克。每日 1 剂,水煎服,分 2 次口服。

2. 运动与饮食　可以进行适当的体育锻炼,如散步、打太极拳等活动,以促进血液流通,防止瘀滞加重。

但出血多者,应卧床休息,消除紧张心理。

饮食方面,需多食蔬菜、水果及散积化坚之品如海带、慈菇等。忌食辛辣刺激物如姜、辣椒、胡椒。宜食藕节,荷叶。

(1) 水蛭粉蒸蛋:水蛭适量,鸡蛋若干,水蛭焙干,研粉蒸蛋,每日服 5～15 克。有破血逐瘀之功效,适用于瘀血阻滞之真性红细胞增多症。

(2) 安露散粉剂:由全虫、僵蚕、土鳖虫、蜈蚣组成,等量焙干,研粉混匀,蒸蛋服或制成巧克力糖剂,每日服 10～20 克。

3. 针刺疗法

(1) 胃脘疼痛:取足三里、中脘、内关为主穴,配阴陵泉、三阴交。先针双侧足三里,同时捻转数分钟,或大幅度捻转提插。若伴恶心呕吐、绞痛时,用捻转手法针内关透外关。隐痛时加阴陵泉,针中脘时可向上脘及下脘透刺,且留针 30 分钟。空腹痛配三阴交,食后痛针足三里。

(2) 眩晕:主穴曲池,备穴足三里、血海。针双侧曲池透少海。头痛甚加风池配风府,头晕甚加印堂,失眠加神门,用中、强度刮针手法。

（3）痛风：选阳陵泉、悬钟。

4. 定期复查　定期复查血常规，平素有高血压病史的人群每日测血压 1～2 次，防止跌扑闪挫，且宜进低盐饮食。平素有高脂血症的患者，需定期检测血脂，注意低脂低糖饮食。

5. 专方验方

（1）牛黄解毒片：清热解毒，泻火通便。主要用于本病而有热证者。每次 4 片，每日 3～4 次。

（2）云南白药：每次 0.5 克，每日 2 次口服。出血多有血块者用之。

（3）青黄散《中医肿瘤学》：青黛 9 份，雄黄 1 份，按比例做成粉剂，每次 1.5～3 克置胶囊内口服，每日 3 次。用于贫血、骨痛、肝脾大者。

（4）大黄䗪虫丸：每次 1 丸，每日 3 次，饭后服。适合瘀血严重者。

（5）当归龙荟丸：每次 5 克，每日 3 次，饭后服。适合热毒严重者。

 ## 第二节　血小板增多症

🏥【疾病概述】

原发性血小板增多症是一种少见的出血血栓性疾病，好发于老年人，男女比率相近。其临床特征为血小板持续增多，高于 $1\,000 \times 10^9$/升，有自发出血倾向，血栓形成，半数以上患者可有脾大。本病与慢性粒细胞白血病、真性红细胞增多症及骨髓纤维化关系密切，常合称为"骨髓增殖性疾病"。其血液学特点为血小板质与量的改变，骨髓中巨核细胞增生，多数患者有脾大及白细胞增多。原发性血小板增多症需注意与继发性血小板增多

沪上中医名家养生保健指南丛书

鉴别,后者可见于脾切除术后、溃疡性结肠炎、恶性肿瘤、感染性疾病等。根据本病的临床表现,属于中医学"血证""癥瘕""积聚""脉痹""流注"等范畴。

本病的发病机制不清。与其他骨髓增殖性疾病一样,其发生可能是放射化学、病毒和遗传因素等多种因素相互作用的结果。本病的巨核细胞来自异常干细胞,生成的血小板大多具有内在性功能缺陷,其寿命多正常,易致出血倾向。其血小板有自发性聚集倾向,有可能引起血栓形成。

根据临床特点,本病或禀赋不足,病发于内,肾阴阳虚损,肾主先天之气,肾气不足,正气亏虚,气为血之帅,可以推动血液运行,气虚鼓动不利,血液运行迟滞而生瘀滞;或感受六淫,为寒邪所中,寒性收引,血液遇寒而凝涩,运行迟滞而生瘀滞;或内伤七情,恚怒伤肝,肝失条达,失于疏泄,气机郁滞而生瘀,甚或肝郁化火,肝盛乘脾,气机弗郁而发病。本病或禀赋不足,或外感六淫,或内伤七情均波及气血,气血功能失调而瘀滞生,发为本病。

本病多见于成人,起病缓慢,临床表现为出血倾向和血栓形成。但20%患者,尤其是较年轻者,发病时往往无症状,偶尔发现血小板增多或脾大而被确诊。表现不一,轻者仅有头晕、乏力;重者可见出血、血栓形成及肝脾大等表现。

✚【养生指导】

本病的发生西医多无明确病因,但中医一般认为与过度劳累及情志变化有关,所以平时应积极锻炼,增强体质,调整心态,保持心情舒畅,避免情绪过度紧张或波动。

一、发病前预防

1. 避免外邪 本病是一种多能干细胞的克隆性疾病,必须尽量避免接触放射线、电离辐射及化学有害物质如染发剂。尽量不用化学染发剂,而用植物染发剂。对于新装修的房屋,要充分通风以后搬进去,避免甲醛等毒性物质。另外,减少滥用如解热镇痛药物、抗生素及镇静药物等可损伤骨髓的药物。

2. 调节情绪 七情内伤可导致脏腑功能失调,肝气郁结,气机不畅,瘀血内停,脉络瘀滞,发为本病。故要保持心情舒畅,情绪稳定,避免急躁、沮丧等情绪波动。

3. 早期发现,早期治疗 本病起病隐匿,有部分患者发病时无症状,或仅有轻度头晕、乏力等不适感,常为体检或感冒后发现,故平素要注意定期健康体检,以早期发现本病,早日治疗。

二、发病后养护

本病一旦确诊,应积极治疗。血小板增多症属于骨髓增殖性肿瘤性疾病,主要并发症为血栓形成,如动静脉血栓、脑梗死、心肌梗死等,可危及生命。故要积极控制血小板数量,抑制血小板聚集,防止严重并发症的产生。

中医学认为瘀血内停为本病基本病机,并贯穿本病始终。治疗之时,以活血化瘀为主线。由肝郁引起者,兼以疏肝解郁,肝病及脾者,肝脾同治;气滞明显者,则以调畅气机为主;由感受六淫之邪引起者,则以祛邪为主。疾病后期,气血阴阳俱损,治疗宜先以扶正,而后祛邪,或扶正祛邪兼顾。

1. 药物调治

(1) 气滞血瘀

症状:胸闷胁痛,痛有定处,胁下积块,肌肤甲错,兼头痛头晕,或神疲乏力,少气懒言,齿鼻衄血。

治宜:理气活血,化瘀消积。

方药:柴胡 10 克,当归 15 克,白芍 15 克,赤芍 12 克,川芎 10 克,桃仁 12 克,五灵脂 12 克,香附 12 克,莪术 10 克,土鳖虫 10 克,鳖甲 15 克,生牡蛎 30 克,龙葵 15 克。

(2) 肝郁血瘀

症状:两胁胀痛,烦躁易怒,腹胀嗳气,肌肤甲错,兼面色晦暗。

治宜:疏肝解郁,理气活血。

方药:柴胡 12 克,枳壳 12 克,香附 12 克,川芎 10 克,当归 15 克,白芍 15 克,郁金 12 克,青皮 12 克,甘草 6 克。

(3) 寒凝血瘀

症状:畏寒肢冷,手足麻木,疼痛,遇寒加剧,腹部积块,兼身疲乏力。

治宜:温阳散寒,活血化瘀。

方药:肉桂 6 克,山茱萸 10 克,熟地 15 克,巴戟天 15 克,肉苁蓉 10 克,补骨脂 10 克,丹参 15 克,鸡血藤 15 克,菟丝子 15 克。

(4) 阴虚致瘀

症状:头晕耳鸣,手足心热,低热,腹部积块,口干舌燥,盗汗便干,兼疲乏无力,腰膝酸软,齿鼻衄血。

治宜:滋阴活血。

方药:熟地 15 克,当归 10 克,桃仁 10 克,红花 10 克,甘草 10 克,枸杞子 15 克,玄参 15 克,女贞子 15 克,旱莲草 15 克,丹参 15 克,丹皮 15 克,川芎 10 克,赤芍 10 克,三棱 10 克,水蛭 6 克。

(5) 热毒致瘀

症状:壮热,口渴引饮,腹部积块,齿鼻衄血,皮肤发斑,兼便血,尿血,热毒较甚时可有神昏谵语,高热面赤。

治宜:清热解毒,凉血活血。

方药:生石膏 20 克,生地 15 克,犀角 3 克(或以水牛角 30 克代),川连 10 克,栀子 12 克,黄芩 12 克,知母 10 克,赤芍 10 克,玄参 15 克,连翘 12 克,甘草 10 克,丹皮 15 克,当归 10 克,川芎 10 克,青黛 10 克等。

(6) 中成药

牛黄解毒片:每日 8 片,分 2 次口服。

大黄䗪虫九：每日 3 次，每次 1 丸。

当归芦荟丸：每日 3 次，每次 4.5～9 克。

2. 饮食调养　平时可多食用黑木耳，黑木耳中含有氨基酸、甾醇类、乌苷酸、谷氨酸、矿物质及维生素，还含有肾上腺素等多种抗血栓物质，可以抑制血小板凝集，从而预防血栓形成。多吃水果和蔬菜，水果和蔬菜中所含维生素 C 与膳食纤维可以抑制血小板凝集，降低血中纤维蛋白原的含量，同时降低血液黏稠度，避免血栓形成。

3. 注意精神调护　注意情志舒畅，避免忧伤郁怒，防止情绪激动。气机不畅是本病基本病机，故肝气得疏，气机顺畅，其病自消。

4. 护理与康复　适当运动，劳逸结合。在疾病早期无血栓及出血表现时可加强锻炼，如慢跑、太极拳、广场舞等项目，增强体质。多饮水，忌辛辣刺激物。出血时，应严格卧床休息，消除紧张心理，宜食藕节。血栓形成时，需中西医结合积极治疗，防止坏疽。脾大者要避免碰撞。在活血化瘀攻邪同时，应当注意顾护正气，以防正虚邪恋，使病情迁延，缠绵难愈。

第三节　骨髓纤维化

【疾病概述】

骨髓纤维化，是一种由于骨髓造血组织中胶原增生，严重影响造血功能所引起的一种骨髓增生性疾病。原发性骨髓纤维化又称为"骨髓硬化症""原因不明的髓样化生"。本病具有不同程度的骨髓纤维组织增生，主要发生在脾，其次在肝和淋巴结内的髓外造血。典型的临床表现为幼粒-幼红细胞性贫血，并有较多的泪滴状红细胞。骨髓穿刺常出现干抽，脾常明显肿大，并具有不同程度的骨髓硬化。骨髓纤维化起病慢，病程较长，多见虚衰

沪上中医名家养生保健指南丛书

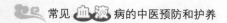

诸症,是以久虚不复,渐至脏腑,气血亏损,腹中块物,瘀积于胁下,日久不移,为主要证候病机特征,属中医学"癥积""虚劳"范畴。

一般起病缓慢,早期可无任何症状,随着病情发展逐渐出现乏力、盗汗、心慌等症状。多数进展缓慢,病程 1～30 年不等,通常自然病程 5～7 年。大多数因充血性心力衰竭、感染、出血死亡,约 20% 可转变为急性白血病。少数表现为急性骨髓纤维化,病程短且凶险,贫血、出血严重,多于 1 年内死亡。骨髓纤维化属血液系统少见疾病,发病率 0.2/10 万～2/10 万。发病年龄在 50～70 岁之间,也可见于婴幼儿,男性略高于女性。发病与季节无明显关系。

本病分原发性与继发性两大类。原发性骨髓纤维化原因不明,有人认为是由于不明原因的外来刺激导致骨髓纤维组织过度增生的结果,但至今尚无与人类相似的自发性动物模型。本病发病机制可能与巨核细胞合成并贮存于血小板小颗粒中的血小板因子Ⅳ释放有关,此物质是某些胶原酶的抑制物,从而引起胶原组织过度沉积。此外,来自巨核细胞的介质可激活成纤维细胞,即血小板生长因子,而原核细胞释放出的一种生长因子可使成纤维细胞增生,导致胶原合成增高,最终胶原钙化引起骨质密度增大,骨髓腔狭窄等病理改变。继发性骨髓纤维化可见于真性红细胞增多症、慢性粒细胞性白血病、骨髓增生异常综合征、原发性血小板增多症、多发性骨髓瘤、骨结核、佝偻病、骨髓炎,以及苯、氟等化学物质中毒。继发性者均有明确的疾病,不属本节讨论范畴。

临床上起病缓慢,开始多无特异症状,或仅有乏力、多汗、消瘦、体重下降等。在疾病过程中多有脘腹不适、饱胀,或有胃痛,但均脾大,常有巨脾,约半数以上患者伴有轻度肝大,10% ～ 20% 合并肝硬化。

骨髓纤维化初期,以胁下痞块伴逐渐出现虚衰症状为主,治以扶正达邪。"癥积"为脏病,归属血分,病变主要累及肝脾两脏,久则伤肾。在治疗过程中,要注意中医的整体观,采用不同的方法,体现急则治其标,缓则治其本,或标本兼治的原则。

【养生指导】

一、发病前预防

1. **避免有毒、有害物质**　本病属骨髓增殖性肿瘤的一种,发病原因不十分明了,但部分患者可以检测到基因突变存在。基因突变是在一定的外界环境条件或生物内部因素作用下而形成的。故在日常生活中,需避免有毒、有害物质接触,如放射线、电离辐射,以及苯、氟等化学元素。

2. **增强体质,提高正气**　机体感邪而致病,多因正气不足,无以抗邪,导致疾病迁延难愈。因而增强体质是预防的关键。平日应劳逸结合,保持心情舒畅,保证充足睡眠,使自身免疫力提高,有足够的抗病能力。

3. **注意尽早就医**　如有疲乏无力、易汗出、腹胀不适感、轻度贫血等表现,要尽早就医,进行全面检查,争取早日明确诊断,积极对症治疗,防止病后不知,调养不当,加剧或延误病情。

二、发病后养护

本病是一种少见且难治的疾病,目前尚缺乏有效的治疗,以对症、支持治疗为主。西医多采用雄激素或小剂量化疗,中医以活血化瘀、益气养阴为主。治疗的目的主要是改善骨髓的造血功能,纠正贫血、出血,缓解脾大所致的压迫症状。平时注意预防感冒,避免剧烈运动,以防止出血加重或脾脏破裂等危急重症。饮食上不可盲目进补,膳食合理,营养均衡即可。

1. **药物调治**

(1) 气滞血瘀

症状:腹中积块,脘腹胀满,时有嗳气,兼头晕心悸,肋痛。

治宜:疏肝化瘀,软坚消积。

方药:柴胡 10 克,青皮 10 克,香附 10 克,枳实 10 克,槟榔 10 克,三棱 10 克,莪术 10 克,红花 10 克,陈皮 10 克,半夏 10 克,茯苓 10 克,甘草 10 克,草豆蔻 10 克,生姜 10 克,丹参 10 克,昆布 30 克。

(2) 湿毒瘀血

症状:肋下积块,泛恶纳呆,口苦,口腻,兼腹满疼痛,大便溏薄,神疲乏力或身目发黄,尿赤。

治宜:化湿泄毒,消瘀除积。

方药:半夏 10 克,陈皮 10 克,苍术 10 克,厚朴 10 克,山楂肉 10 克,神曲 10 克,三棱 10 克,柴胡 10 克,黄芩 10 克,青皮 10 克,甘草 10 克,生姜 10 克,大枣 10 克。

(3) 瘀热伤阴

症状:肋下症积,心烦易怒,头晕头痛,兼口渴唇燥,齿龈出血,时或鼻衄,甚则便血,呕血。

治宜:凉血散瘀,滋阴软坚。

方药:水牛角 30 克,丹皮 10 克,赤芍 10 克,生地 10 克,山茱萸 10 克,当归 10 克,白芍 10 克,山药 10 克,柴胡 10 克,山楂 10 克,茯苓 10 克,泽泻 10 克,酸枣仁 10 克,阿胶 10 克,玄参 10 克,龟板 10 克,鳖甲 10 克。

(4) 气虚瘀结

症状:积块质硬,神疲乏力,食少便溏,兼心悸气短,头晕目眩。

治宜:益气活血,软坚散结。

方药:党参 10 克,焦白术 10 克,茯苓 10 克,甘草 10 克,当归 10 克,熟地 10 克,川芎 10 克,白芍 10 克,三棱 15 克,莪术 15 克,槟榔 10 克,木香 10 克。

(5) 中成药

大黄䗪虫丸:每次 1～2 丸,每日 2 次,口服,主要应用于巨脾患者。

青黄散：每次 3～4 克，每日 2 次，口服。

养血饮：10～20 毫升，每日 2 次，口服，主要用于贫血患者。

云南白药胶囊：每次 2 粒，每日 2 次，口服，主要针对出血症状。

2. 饮食调养　应避免刺激性食物、过敏性食物以及粗硬食物，可适当补充蛋白质及各种维生素。有消化道出血患者应禁食，出血停止后给予冷、温流质，以后给予半流质、软食、普食。

（1）人参炖瘦肉：吉林白参或红参 5 克，瘦猪肉少许，加水 200 毫升，文火炖 2 小时。用于气血亏虚者，不能用于有出血者。

（2）鳖甲益母草汤：鳖甲 1 只，益母草 30 克，扁豆 50 克。益母草、扁豆浸泡半小时，鳖甲洗干净，切成块，加水 1 500 毫升，煮开后，文火煮 2 小时，加入红糖少许。若大便溏薄，不能食用。

3. 起居调养　适当加强锻炼，如气功、太极拳，以练后不疲劳为原则，增强体质，减少发生感染的机会。生活起居有规律。保持豁达乐观情绪，树立战胜疾病的信心，保持良好的心态。

4. 护理与康复　有明显出血时卧床休息，出血停止后逐渐增加活动。易出血患者要注意安全，避免活动过度及外伤。严密观察出血部位、出血量，注意有无皮肤黏膜瘀点、瘀斑，牙龈出血，鼻出血，呕血，便血，血尿及女性患者月经是否过多，特别要观察有无头痛、呕吐、视力模糊、意识障碍等颅内出血症状，若有重要脏器出血及有出血性休克时应给予急救处理。巨脾患者要防止脾栓塞及脾破裂的发生。

5. 针灸疗法　巨脾患者，肋下腹痛者，可取足三里、三阴交、内关等，采用平补平泻手法。

第五章
其他血液病

 第一节　脾功能亢进

【疾病概述】

　　脾功能亢进是一组综合征,临床表现为脾大,一种或多种血细胞减少而骨髓造血细胞则相应增生,脾切除后血象正常或接近正常。

　　引起脾功能亢进的原因很多,可分为原发性和继发性两种。原发性脾亢由于病因不明,很难确定该组疾病是否为同一病因引起的不同后果,或为相互无关的独立疾病。继发性脾功能亢进常见于下列情况。①感染性疾病:如病毒性肝炎、传染性单核细胞增多症、感染性心内膜炎、结核病、布氏杆菌病、血吸虫病等;②充血性肿大:如肝硬化门静脉高压;③造血系统疾病:如遗传性球形细胞增多症、地中海贫血、慢性髓细胞白血病、慢性淋巴细胞白血病、骨髓增殖性肿瘤等;④类脂质沉积症:如戈谢病、尼曼-匹克病等。另有炎症性肉芽肿、系统性红斑狼疮、结节病、脾动脉瘤等也可继发脾功能亢进。

　　本病以腹内结块,或痛或胀为主要证候,属于中医学"癥积"范畴。部分患者除表现癥积外,还可见出血倾向,故又可属于"血证"范畴。

本病多起病缓慢,以气滞血瘀为基本病机并贯穿全病程。以脾内结块变化为证候演变特征,结块由软变坚,疼痛逐渐加剧。若病程日久,脾胃运化日衰,影响精血化生,正虚加重,积块留着则不易消减。若肝脾统藏失职,或瘀热灼伤血络,可致出血;若湿热蕴结中焦,可出现黄疸;若水湿泛滥,亦可出现腹满肢肿等症。

本病病程日久,易于损伤气血,所以应注意保护正气,不可滥用攻伐,以免损伤正气,即"大积大聚,其可犯也,衰其大半而止"。

✚【养生指导】

继发性脾大是原发病的一个临床表现,当影响血细胞时则发展成为脾功能亢进。预防脾功能亢进的根本在于预防相关原发病,尤其是预防相关传染性疾病。

当出现脾大后,要定期 B 超检查,监测脾脏是否进行性增大;同时要特别注意防止外力磕碰脾区,以免脾脏破裂。

一、发病前预防

1. 增强体质,避免外邪入侵 养成良好生活习惯,生活起居有规律,坚持锻炼身体,心境平和,饮食合理,劳逸结合,以培补正气,增强体质。同时要注意避免外邪侵入机体,尤其要注意避免肝炎病毒、血吸虫等感染;不酗酒,防止酒精性肝硬化继发脾功能亢进。

2. 药物预防

(1) 平素脾胃虚弱,症见食少,便溏,四肢乏力,形体消瘦,胸脘胀闷,面色萎黄:可选用参苓白术丸,每次 6 克,每日 3 次,口服。益气健脾,渗湿和胃。

(2) 气血两虚,症见面色萎黄,头晕眼花,四肢倦怠,气短懒言,心悸怔忡,食欲减退:可选用八珍丸,浓缩丸每次 8 粒,每日

3次,口服。补益气血。

(3)肾阴不足,症见头目眩晕,腰酸腿软,自汗盗汗,口咽干燥,渴欲饮水:可选用左归丸,水蜜丸每次6克,每日3次,口服。滋补肾阴。

(4)肾阳不足,气衰神疲,畏寒肢冷,大便不实,或小便自遗,腰膝软弱,下肢水肿:可选用右归丸,水蜜丸每次6克,每日3次,口服。温补肾阳。

二、发病后养护

本病治疗当依据病机演变及正邪盛衰,分而治之。气滞血阻者,治以理气活血;血瘀为主者,治以活血化瘀散结;正虚瘀结者,应采用补正祛瘀之法。若病久正气大虚者,则又当补益气血培本为主。

1. 药物调治

(1)气滞血阻

症状:积块软而不坚,固着不移,胀痛并见。

治宜:理气活血,通络消积。

方药:金铃子15克,玄胡12克,五灵脂(包煎)10克,生蒲黄(包煎)10克,当归15克,柴胡12克,白术15克,炙甘草6克。每日1剂,水煎服。

(2)瘀血内结

症状:腹部积块明显硬痛不移,纳减乏力,时有寒热,面黯消瘦,女子或见月事不下。

治宜:祛瘀软坚,兼调脾胃。

方药:当归15克,川芎8克,桃仁12克,红花6克,赤芍10克,五灵脂6克,丹皮12克,玄胡12克,香附6克,乌药12克,枳壳5克,炙甘草6克,鳖甲12克。每日1剂,水煎服。

(3)正虚瘀结

症状:积块坚硬,疼痛逐渐加剧,消瘦脱形,饮食大减,面色萎黄或黧黑。

治宜:大补气血,活血化瘀。

方药:熟地 20 克,党参 12 克,白术 12 克,茯苓 6 克,炙甘草 6 克,当归 12 克,白芍 6 克,川芎 12 克,三棱 12 克,莪术 15 克,香附 12 克,槟榔 12 克,苏木 6 克。每日 1 剂,水煎服。

(4) 中成药:扶正化瘀胶囊:每次 4 粒,每日 3 次,口服。

2. 饮食调养　脾功能亢进患者的饮食以易于消化、富于营养为基本原则。尤其是继发于肝硬化时,饮食更宜清淡,不能食用油炸、生冷、肥腻、辛辣食物,并须禁酒。脾功能亢进出现白细胞减少时,食疗方案参考本书第二章第一节"白细胞减少症和粒细胞缺乏症"饮食调养部分;出现血小板减少时,食疗方案参考本书第三章第一节"免疫性血小板减少症"饮食调养部分。

3. 起居调养　宜饮食有节,起居有时。注意气候变化,做好防寒保暖,避免受凉,饮食不宜甘肥、辛辣及过咸,戒烟酒,适当参加体育锻炼,以增强体质。调畅情志,保持心平气和,正确对待客观事物,减少思想顾虑,保持乐观精神。

4. 验方　下瘀血丸:京三棱、蓬莪术、藏红花各 10 克,穿山甲、陈皮、酒炒川军各 15 克,僵蚕、地鳖虫各 30 克,共研细末,蜜丸如梧桐子大,早晨、中午各服 1 次,每次 3～6 克,以微利为度。注意血小板明显减少伴出血倾向者,此丸慎用。

 # 第二节　恶性淋巴瘤

【疾病概述】

淋巴瘤为一组病因不明的累及全身淋巴网状系统的以淋巴组织过度增生为特征的恶性免疫细胞性肿瘤。近年恶性淋巴瘤发病率逐年上升,上海地区据统计,发病率年增 6%。发病在各年龄段都有,以 20～50 岁年龄段居多。恶性淋巴瘤分为霍奇金与非霍奇金淋巴瘤。非霍奇金淋巴瘤主要表现为无痛性淋巴结肿大。病变常首发于结外，几乎可以侵犯任何器官或组织，可表现为肿块、压迫、浸润、出血等症状，如压迫腹部血管神经或肠道可出现腹痛、肠梗阻、腹痛、压迫肺部可出现气急、水肿，压迫脊椎可导致肢体麻木、二便失禁甚至瘫痪等，颅内病灶可导致头痛、呕吐、视物模糊，甚至昏迷、抽搐等。可伴有全身症状如发热、盗汗、消瘦。部分患者可获得长期缓解，但5年生存率仍不高。

根据此病表现，可归于中医学"石疽""失荣""恶核""瘰疬"。《灵枢·痈疽》篇曰"其痈坚而不溃者，为马刀挟瘿，急治之。"《病源·痈疽病诸候·石疽候》曰"此由寒气客于经络，与血气相搏，血涩结而成疽也，其寒毒偏多则气结聚而皮厚，犹如痤疖，如石，谓之石疽。"《太平圣惠方》："夫人饮食不节，生冷过度，脾胃虚弱，不能消化，与脏气相搏，结聚成块，日渐生长，盘牢不移。"《金匮要略》："气滞成积夜，凡忧思郁怒，久不得解者，多成此疾。"有认为淋巴结肿大的原因多归结于痰动于肾，内有伏痰，肾阴亏虚，阴虚火旺，灼津为痰，或肾阳亏虚，水泛成痰，留于经络，或风邪外感，肺失宣降，脾失健运。综上所述，此病主要与气滞血瘀、痰毒内蕴有关，治疗需行气活血，化痰解毒。治疗过程需顾护正气与脾胃，防止正虚不能祛邪。

因此，恶性淋巴瘤的病因大致与情志、饮食、外邪、虚损等有关。情志不调，肝失疏泄，气机不畅，血行受阻，而成瘀毒；饮食失节，戕害脾胃，脾胃不得运化，津液不能疏布而凝聚成痰；外感风寒，或寒气久居体内，寒多气涩，从而生聚；先天不足，阴亏阳虚，脏气功能衰退，气血无从生化，血行不畅，脉络留瘀，日久耗伤正气，而使邪气内恋，结聚成痰成瘀。

✚【养生指导】

恶性淋巴瘤的发病与环境、情志及体质均有较密切的关系。

一、发病前预防

1. 减少有毒物质接触，导致外邪流连于经络 需注意减少空气及生活用品与有毒物质的接触机会，长期接触有毒物质可能导致基因突变，而发生恶性克隆，导致疾病发生。生活及工作中宜注意防护，如戴口罩、手套，注意空气流通，防止自行滥服保健品及不明药物。

2. 防止过度劳累，正气溃散 长期过度疲劳，日夜颠倒，容易导致免疫力下降，多思多虑，暗耗心血。故生活中需注意起居规律，防止过度疲劳，防止睡眠缺失，导致免疫紊乱而变生肿瘤。正气亏虚，易致正不敌邪。

3. 注意饮食清洁，防止烟酒过度，防止病毒感染 饮食不洁易导致病毒、细菌感染，如成人 T 细胞淋巴瘤就与 EB 病毒有明确的相关性，很多其他淋巴瘤也与病毒感染相关，如巨细胞病毒、EB 病毒、肝炎病毒。故需避免生食，食品要新鲜，防止进食隔夜霉变食物，减少腌制、烧烤食物摄入。控制烟酒摄入量。保持环境整洁，勤于洗手，注意个人卫生。

二、发病后养护

发病后根据不同病理类型选用不同化疗方案，根据预后分层，选择不同的化疗剂量。化疗期间与化疗间期都需要注意调护。

1. 药物调治 治疗用药原则，治疗期重在化痰解毒散结、活血消肿；缓解期重在扶正化痰、通络散结。

（1）治疗期的治疗

1）以淋巴结或肿块引起压迫症状为主，有头痛，颈部或腋下、腹股沟肿块，或腹痛。

治宜：行气化痰，解毒散结，活血消肿。

方药 1：消瘰丸加味（玄参 15 克，牡蛎 30 克，贝母 9 克，天花粉 15 克,莪术 15 克,三棱 15 克,桃仁 10 克,红花 6 克,赤芍 20 克,柴胡 10 克,川芎 9 克,夏枯草 15 克,猫爪草 30 克)。

方药 2:清气化痰丸加减(陈皮 10 克,杏仁 10 克,枳实 10 克,黄芩 15 克,瓜蒌仁 20 克,茯苓 15 克,胆南星 9 克,制半夏 15 克)。

方药 3:越鞠丸加减(制香附 9 克,川芎 9 克,栀子 10 克,苍术 12 克,六神曲 10 克,夏枯草 12 克,白英 30 克,蛇六谷 15 克,半枝莲 15 克,陈皮 10 克,半夏 6 克)。

若存在皮肤瘙痒,渗液流脓,色红脱屑,需外用清热利湿药物外敷,并方中酌加利湿祛风止痒等药物。可加服复方斑蝥胶囊每日 2 次,每次 2～3 粒,扶正祛邪消瘤。

2) 淋巴结增大,伴盗汗,乏力,消瘦,低热或高热,胁肋疼痛。

治宜:滋补肝肾之阴,清解虚热

方药 1:当归六黄汤加减(当归 10 克,黄芩 15 克,黄连 9 克,黄柏 12 克,黄芪 20 克,生地 15 克,熟地 15 克,鳖甲 15 克,牡蛎 30 克,夏枯草 15 克,枸杞子 9 克)。

方药 2:一贯煎加减(生地 15 克,沙参 20 克,枸杞子 12 克,麦冬 15 克,当归 12 克,川楝子 9 克,茯苓 15 克,丹皮 18 克)。

3) 中成药

内消瘰疬丸:每次 6 克,每日 3 次。

指迷茯苓丸:每次 6 克,每日 3 次。

清气化痰丸:每次 6 克,每日 3 次。

桂枝茯苓丸:每次 6 克,每日 3 次。

肝脾大,可考虑大黄蛰虫丸或鳖甲煎丸,每次 6 克,每日 3 次。

(2) 缓解期的治疗:若肿块消失,血象改善,患者可无明显症状。此时应根据患者体质,结合辨病,给予合适的调治养护。

1) 肝肾阴虚

症状:面色少华,周身乏力,潮热盗汗,五心烦热,腰膝酸软,胁肋不适等。

治宜:滋补肝肾,养血活血。

方药:左归丸加减(熟地黄 20 克,枸杞子 15 克,龟板 15 克,菟丝子 15 克,淮山药 15 克,山茱萸 10 克,女贞子 15 克,知母 15 克,黄柏 12 克,麦冬 15 克,生地 15 克)。每日 1 剂,煎服。

2) 脾肾阳虚

症状:面色苍白,少气懒言,心悸,头晕目眩,耳鸣,纳谷不馨,腰膝酸软,怕冷便溏等。

治宜:温补肾阳,益气养血,散寒祛瘀。

方药:右归丸加味(茯苓 15 克,泽泻 10 克,山茱萸 6 克,山药 15 克,车前子 9 克,牡丹皮 15 克,官桂 3 克,牛膝 15 克,熟地 20 克,桃仁 6 克,当归 12 克,赤芍 12 克,枳壳 10 克)。每日 1 剂,煎服。

3) 中成药

四君子合剂,每次 10 毫升,每日 3 次。

八珍颗粒:每次 6 克,每日 2 次,温水冲服。

六味地黄丸:每次 6 克,每日 3 次。

琼玉膏:每次 1 勺,每日 3 次,温水冲服。

若原发病复发,肿块反复,则按照初发时治则,以顾护正气,辨证论治处方调护,不可过于攻逐,防止损伤已经亏耗的正气。

2. 饮食调养

(1) 饮食有节,不可过食生冷,不可大兴滋补,以免加重脾胃负担。

(2) 注意饮食卫生,防止肝炎病毒感染或复制。

(3) 因需反复使用糖皮质激素,易刺激消化道黏膜,需进食易消化之品,避免辛辣。

(4) 慎食海鲜,防止诱发过敏。

（5）常用食疗方

1）可予化疗后适当补充蛋白含量较高的食物,如鸡蛋、牛奶、黑鱼,可食用大枣。

2）可食用消痰散结之食品,如海带、紫菜。平日可食用薏苡仁 30～50 克,煎汤代茶。茯苓 30～60 克,煎汤代茶。以健脾利湿。

3）牛蒡白米粥：牛蒡根若干,粳米 60 克。先将牛蒡根加水研细,过滤取汁约 100 克。粳米淘洗,牛蒡根加水煮沸后加入粳米,文火煮粥食用。清热解毒,养护胃气。

4）田螺益母汤：田螺 200 克,益母草 100 克。将田螺洗净、去尾,益母草洗净、切碎,放入水锅中煮沸,文火煎汤服用。散结祛瘀。

3. 起居调养

（1）应注意情绪稳定,不可暴怒或过于抑郁。

（2）适当活动,防止气血积聚,可打太极拳、步行等。

（3）注意休息,劳逸结合,不可过于劳心劳神,暗耗心血。

（4）若有皮肤瘙痒,需及时就诊,防止搔抓继发渗液、感染。遇皮肤破溃需遵医嘱外用药物。必要时复查淋巴结或皮肤活检。

第三节　多发性骨髓瘤

✚【疾病概述】

多发性骨髓瘤是浆细胞恶性增殖性疾病,克隆性浆细胞异常增生,同时分泌单克隆免疫球蛋白或其片段,导致相关器官或组织器质性损伤。多见表现为骨痛、贫血相关表现、反复感染或肾功能损伤。本病属于中医学"骨痹""骨蚀""骨瘤"范畴。

"若伤肾气,不能荣骨而为肿者,其自骨肿起,按之坚硬,曰骨瘤"。一般认为,因内在禀赋薄弱,肾之精气虚衰,或肝血亏损,大病久病导致气血生化不足,骨失所养,易于感受外邪,外由风寒湿邪浸润于内,正气无力祛之外出,邪气深入,损伤脉络,同时筋骨失养,不荣而痛,导致多处散在骨痛,易于骨折。

多发性骨髓瘤主要病变在肝、肾。《灵枢》曰:"虚邪之中人也……其入深,内搏于骨,则为骨痹""五脏皆有合,病久而不去者,内舍于其合也,故骨痹不已,复感于邪,内舍于肾"。骨痛是多发性骨髓瘤最常见的早期症状,多为腰骶部、胸骨、肋骨等扁平骨骨质破坏导致。骨痛治疗在《中藏经》中提到"大凡风寒暑湿之邪入予肝,则名筋痹,入予骨则名骨痹"。所以骨痛多因肝肾亏虚,气血闭阻,不得通畅。

多发性骨髓瘤发生病理性骨折,如部位在脊椎,可造成压缩性骨折甚至截瘫。反复感染,可合并败血症。若合并严重高钙血症可导致呕吐、乏力、意识不清、多尿或便秘。同时常见高黏滞血症,微循环障碍,可能造成脑梗死、心肌梗死,故发病过程中有可能发生新发脑血管意外导致的偏瘫、昏迷,心血管意外导致的胸闷、胸痛,甚至致命性恶性心律失常。晚期患者可因循环障碍或血小板低下而出现出血。

多发性骨髓瘤自然病程有异质性,一般中位生存期3～5年,少数可存活10年以上。其影响因素有年龄、C反应蛋白水平、骨髓瘤细胞浸润程度、肾功能及贫血水平、微球蛋白水平。同时,初诊未治疗时游离轻链水平异常是不良预后因素。

中医治疗多发性骨髓瘤,根据发病年龄、病程及不同临床症状,多辨为肝肾亏虚,瘀毒内蕴。因患者同时可伴有发热、咳嗽咯痰、骨痛、水肿,以及化疗后出现手足面部麻木等表现。可出现多种证型,如气滞血瘀、水气凌心、痰湿阻肺、瘀阻经络。

✚【养生指导】

本病与接触有毒物质可能有关,如射线、苯类化学物质。注意饮食起居,防止进食过量有毒不洁食物。

一、发病前预防

1. 防止接触有毒物质 由于环境污染,食品、装修材料、药物等各种途径来源的有毒物质均可导致正气亏虚,正不胜邪,毒邪内侵,滞留五脏,久而造成肝肾亏虚,瘀毒致病。故需注意避免接触此类环境。

2. 保持起居有节 防止过度劳累,注意生活规律,防止饮食不节,防止过饱过饥。避免酗酒、寒凉,导致体内瘀热或寒凝过度。

3. 药物预防

(1) 肝肾亏虚:可服用一贯煎(地黄 12 克,麦冬 15 克,沙参 12 克,当归 15 克,枸杞子 15 克,川楝子 12 克),煎服,每日 2 次;或六味地黄丸,每次 6 克,每日 2 次。

(2) 原有脾胃亏虚:可服用六君子丸,每次 6 克,每日 2 次;或参苓白术散,每次 6 克,温水冲服,每日 2 次。

二、发病后养护

发病后养护主要指根据发病过程中的主要症状,调整治疗,辨证调护。

1. 药物调治 分为发作期和缓解期两部分。发作期通常指疾病初期,有化疗条件,宜采用化疗,化疗方案为联合药物(包括硼替佐米、沙利度胺等)。选择治疗方案应个体化。预后不好的患者,选择自体移植和异基因骨髓移植。应采用中西医结合治疗。治疗用药原则,发作期注意补虚与解毒活血兼顾,缓解期重在补虚和活血散瘀。

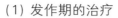

(1)发作期的治疗

1)以骨痛为主要表现

治宜：补益肝肾。

方药1：独活寄生汤合桂枝白虎汤（独活10克，桑寄生15克，杜仲15克，牛膝30克，细辛3克，秦艽15克，茯苓20克，桂心6克，防风10克，川芎6克，人参10克，甘草6克，当归12克，白芍15克，生地20克，石膏15克，知母10克）。

方药2：左归丸或左归饮加减（熟地15克，山药15克，枸杞子10克，山茱萸6克，川牛膝15克，菟丝子15克，鹿角胶15克，龟板胶15克）。

方药3：右归丸或右归饮加减（熟地15克，山药20克，山茱萸6克，枸杞子10克，鹿角胶20克，菟丝子15克，杜仲10克，当归12克，肉桂3克）。

2)以乏力、心悸、头晕为主要表现

方药：归脾丸加减（党参15克，白术15克，茯苓15克，木香6克，枣仁30克，远志6克，黄芪15克，陈皮10克，当归10克，益母草30克，茯神15克，龙骨15克，牡蛎15克，琥珀粉1克（另吞）。

3)出现反复发热、咳嗽

方药1：止嗽散合六安煎（荆芥10克，紫菀10克，百部10克，白前6克，甘草6克，桔梗6克，陈皮10克，半夏15克，杏仁9克，白芥子10克）。

方药2：金水六君煎加减（陈皮10克，半夏10克，茯苓15克，甘草3克，当归12克，熟地15克，白芥子9克，竹茹9克，枳壳10克）。

(2)缓解期的治疗

1)肝肾亏损

症状：乏力，膝软，肢体麻木，腰酸，两胁不适或疼痛，舌淡红，苔薄白，脉弦。

治宜:补益肝肾,理气止痛。

方药:一贯煎合金铃子散。

2)邪毒侵袭

症状:骨痛,口干,反复口疮或口腔溃疡,口气臭秽,面色晦暗,便干,尿黄,可有骨痛,肢节烦疼,舌红,苔黄,脉弦数。

治宜:清解邪毒,行气散瘀。

方药:黄连解毒汤合身痛逐瘀汤。

3)痰瘀阻络

症状:可见皮下结节,骨痛,周身酸痛,乏力,纳差,呃逆,反复咳嗽咯痰,痰黄,大便黏腻,尿黄浊,肌肤甲错。

治宜:化痰散结,扶正化瘀。

方药:二陈汤合大黄䗪虫丸。

2. 饮食调养 防止过度补益。需饮食清淡,易消化,防止过度饱餐,控制高脂、高嘌呤食物。患者本有高黏滞血症、高脂血症、肾功能不全时,需饮食控制。

(1)山药芝麻牛奶糊:山药 100 克,黑芝麻 100 克,鲜牛奶 200 克,粳米 60 克,冰糖 120 克。将山药去皮,洗净,切块;黑芝麻炒香;将山药、黑芝麻、粳米一起放入盆中,倒入鲜牛奶,用搅拌机碎浆,去渣饮用。治骨痛,改善循环,健脾胃。

(2)桑叶菊花饮:桑叶、菊花、甘草、决明子各 10 克。将以上放入杯内,沸水冲泡,代茶饮,一日多次。清肺解毒,疏肝明目,对于反复肺部感染或微循环不畅者有效。

3. 起居调养 适当活动,防止坠积性肺炎、压疮发生。但此病病理性骨折多见,骨质破坏较普遍,故需绝对卧床,翻身转项等动作需缓慢,防止反复骨折,甚至截瘫。注意保温,防止受寒。

4. 针灸治疗 可针刺合谷、下关、阳白。取侧卧位,患侧在上,下关针 1~1.2 寸,提插捻手法,阳白沿皮向下刺 0.3~0.5寸,捻转手法,或轻柔上下关穴。

【小贴士】

多发性骨髓瘤的临床表现为骨痛、骨质破坏、病理性骨折、肾功能损害、贫血，不容易早期诊断。故中老年人出现贫血伴或不伴骨痛，或多部位骨质疏松、病理性骨折，或肾功能损害，提示本病可能，建议血液科就诊，检查免疫球蛋白、血沉、免疫电泳 M 蛋白、血钙等。

使用硼替佐米或沙利度胺等可能引起手足或面部麻木，建议使用营养神经药物。使用沙利度胺的患者，建议预防血栓治疗。

第四节　原发性巨球蛋白血症

➕【疾病概述】

原发性巨球蛋白血症又名华氏巨球蛋白血症、瓦尔登斯特伦巨球蛋白血症，是淋巴肿瘤的一种，骨髓中淋巴细胞、淋巴浆样细胞和浆细胞大量聚集，并分泌单克隆免疫球蛋白 IgM。其临床表现主要与异常增高的 IgM 的生化和免疫学特性有关，包括高黏滞综合征(如头痛、视物模糊、鼻衄、肢体痉挛、精神损害、颅内出血等)、冷球蛋白血症(如雷诺现象、手足发绀、溃疡、紫癜和荨麻疹等)、外周神经病变(如感觉运动障碍、神经源性疼痛、共济失调等)、器官功能障碍(疲乏、体重减轻、水肿、肝大、皮肤丘疹、肾衰等)。

巨球蛋白血症可能的发病机制包括以下几个方面。①细胞遗传学改变:此类患者的淋巴细胞伴有不同程度的染色体数量和结构异常，如超过半数的患者发生包含 6q21～25 的 6q 缺失;②肿瘤因素:在患者外周血 B 细胞中，可检测到克隆性 B 细胞，值得注意的是其数量在治疗无效或进展的患者中会增多;③免疫因素:患者的淋巴浆样细胞特征性表达 B 细胞抗原 CD19、

CD20、CD79 和 FMC7（＋）；④骨髓微环境：患者骨髓显示肥大细胞增多，可促进淋巴样浆细胞的生长和存活。

本病属于中医学"瘀证""虚劳""血证"等范畴。主要病位在脾肝肾三脏。本病病机主要是正虚邪侵，此乃气、血、阴、阳不足，加之情志所伤，痰浊，寒凝内阻，气机不畅，痰瘀互结，发为本病。病因多端，主要有以下几方面。①情志失调，气机郁滞，瘀阻血脉；②饮食失调，痰瘀互结，痰湿、痰浊阻遏气机，气滞血瘀；③外感寒邪，寒凝血瘀；④禀赋不足，气虚血瘀。

本病基本病理变化为脾肾虚衰，肝脾失调，气虚血滞。临床以补肾健脾、活血化瘀、益气养血为治疗大法。

➕【养生指导】

原发性巨球蛋白血症的养生指导原则：及时治疗相关疾病及全身疾病，包括预防高血压、高脂血症、糖尿病等，避免情绪紧张、过度疲劳、寒冷刺激，戒除烟瘾、避免酗酒等。发病后除积极治疗外，当标本兼治，治本当以补肾健脾、益气养血为主，祛邪当以活血解毒、疏通气血、祛瘀止血等法，攻补兼施。

一、发病前预防

1. 早发现，早治疗　警惕本病的一些早期症状和体征，如无明显诱因出现的雷诺现象、视力障碍、眼底出血或静脉曲张等，都可能是巨球蛋白血症的前期表现。

2. 强体格，避风寒　适时增减衣被，免受寒冷侵袭。坚持适量体育锻炼，增强抗病能力。

3. 增加营养　注意饮食卫生，多食新鲜蔬菜，适当补充蛋白质饮食，少食辛辣助热（羊肉）食物，不饮烈性酒，以避免引起出血。忌食鱼虾海鲜、公鸡、猪头肉等发物，以免造成阴寒凝滞，痰湿蕴盛，气机不畅。

4. 调畅情志　保持情志舒畅，避免情绪波动，缩短康复时间。

二、发病后养护

1. 药物调治

（1）阳虚夹瘀

症状：畏寒肢冷，皮肤青紫，胁下癥块，痰核肿大，兼见四末遇冷青紫，或身目水肿，腰酸乏力，大便溏薄，舌质紫或有瘀点，苔白，脉沉细涩。

治宜：温补肾阳，养血化瘀。

方药：附子、杜仲、肉桂、山茱萸、菟丝子、熟地、山药、枸杞子、当归、鹿角胶、姜黄、红花、人参各 10 克，甘草 6 克。每日 1 剂，水煎服，分 2 次口服。

（2）阴虚夹瘀

症状：盗汗，自觉发热，五心烦热，两目干涩，胁下癥块，兼见头晕耳鸣，腰膝酸软，皮肤瘀斑，肌肤甲错，舌红有瘀点，苔少光剥，脉弦细数。

治宜：滋阴养血，活血化瘀。

方药：生地 15 克，丹皮 15 克，丹参 30 克，牛膝 15 克，桃仁 15 克，红花 15 克，路路通 15 克，益母草 30 克，茯苓 15 克，泽泻 15 克，赤芍 15 克，当归 15 克，白芥子 10 克，白术 10 克，清半夏 15 克，血竭 5 克，知母 10 克，黄柏 10 克。每日 1 剂，水煎服，分 2 次口服。

（3）气虚夹瘀

症状：神疲乏力，气短心悸，腹中积块，兼见纳差便溏，或头晕，瘰疬，舌淡胖，脉虚细无力。

治宜：益气养血，活血化瘀。

方药：生黄芪 60 克，当归尾 15 克，赤芍 15 克，地龙 10 克，川芎 10 克，红花 10 克，桃仁 10 克。每日 1 剂，水煎服，分 2 次口服。

沪上中医名家养生保健指南丛书

（4）气血虚夹瘀

症状：面色苍白五华，心悸失眠，腹中积块，肢体麻木，耳鸣，低热，舌淡红，有瘀斑，脉弦细。

治宜：养血活血。

方药：当归、熟地、赤芍各 15 克，川芎、制首乌、枸杞子、鸡血藤、丹参、蛰虫各 10 克。每日 1 剂，水煎服，分 2 次口服。

2. 外治法　穴位敷贴：耳部消毒，按摩 1 分钟至充血为度，取肝、胃、肺、三焦、口、皮质下等穴。将王不留行子粘在 0.5 厘米×0.5 厘米的胶布上，再用镊子持胶布贴到穴位上，并嘱患者自行按摩 3～5 次，每次 1 分钟，隔日 1 次，两耳交替。主治本病肌衄。

3. 定期复查　本病患者需定期复查血常规、凝血功能、免疫球蛋白等了解进展情况，必要时住院治疗。

4. 专方验方　针对肝、脾大的验方

（1）缩肝汤：鲜柑子叶、鸡血藤、马鞭草各 30 克，醋 20 毫升。兼肝阴虚者加白芍、麦冬；脾气虚者加太子参、白术、茯苓。每日 1 剂，水煎 2 次温服。

（2）鸡骨干漆丸：方由鸡骨草、干漆、三七粉、丹参、谷芽、鸡屎白等组成。功效软坚活血消肿。

5. 饮食调养

（1）以鸡肝三餐佐膳，并用大鲫鱼半斤、石斛 5 钱，葱白数条，青菜少许。鸡肝 1 个炖服。每日 1 次，忌盐食。

（2）大枣 4 份，藕节 1 份，先加水煮藕节至水呈黏胶状，再加入大枣同煮，每日吃适量大枣。用于衄血患者。

（3）鲜韭菜捣汁，通便兑服，然后取汁后把韭菜塞进鼻孔，顷刻止血。

6. 情志调护

（1）保持心情舒畅，注意避免情绪激动，避免大怒或大喜，特别是合并高血压及血小板偏低者（出血倾向明显），预防颅内

出血等严重出血。

　　（2）避免因病导致情绪抑郁,长期情志不舒、气机郁滞可能加重气滞血瘀,导致本病缠绵难愈。

图书在版编目（CIP）数据

常见血液病的中医预防和护养/黄振翘主编. —上海：复旦大学出版社,2016.5
（沪上中医名家养生保健指南丛书/施杞总主编）
ISBN 978-7-309-12071-4

Ⅰ. 常…　Ⅱ. 黄…　Ⅲ. 血液病-中医治疗法　Ⅳ. R259.52

中国版本图书馆 CIP 数据核字（2016）第 015306 号

常见血液病的中医预防和护养
黄振翘　主编
责任编辑/贺　琦

复旦大学出版社有限公司出版发行
上海市国权路 579 号　邮编：200433
网址：fupnet@ fudanpress. com　http://www. fudanpress. com
门市零售：86-21-65642857　　团体订购：86-21-65118853
外埠邮购：86-21-65109143
上海市崇明县裕安印刷厂

开本 890×1240　1/32　印张 5.25　字数 125 千
2016 年 5 月第 1 版第 1 次印刷

ISBN 978-7-309-12071-4/R · 1533
定价：19.50 元